Dr. med. Gerhard Fleischner

Behandlungsfehler und Fehlerquellen in der podologischen Fusstherapie

Autor: Dr. med. Gerhard Fleischner
Facharzt für Orthopädie

Layout: Autor
Fotos: Autor

Adresse des Autors:
Davidfeld 5.
83727 Schliersee
Tel: 08026/71881
E-Mail: Fleischmed@aol.com

Druck und Herstellung
digitalreprint gmbh
Tel.: 08064/906859
e-mail: info@digitalreprint.de

Auflage 2012

ISBN 3-00-013198-1

Dieses Buch

Dieses Buch beschreibt die häufigen Mängel und Fehler, welche bei der Arbeit des Podologen(in) auftreten. Es geht auf die systematischen und vermeidbaren Gründe ein und gibt auch Hinweise auf mögliche Verbesserungen. Als Grundvoraussetzung für einen einwandfreien Betrieb und Ablauf der Behandlung sowie Erzielung guter Ergebnisse werden auch Ausbildungsstand und äußere Einflüsse mit einbezogen. Das Buch ist ein Muß für jeden Fußtherapeuten(in) oder Podologen(in) insbesonders für jene, die sich der staatlichen Prüfung unterziehen wollen.

Der Autor

Zwanzig Jahre Erfahrung in der medizinischen Fußpflege/Podologie als podologisch spezialisierter Facharzt für Orthopädie, Ausbilder, Schulleiter, Prüfer, Gutachter, Fachbuchautor und Gründungszeuge des VDP (Verband Deutscher Podologen) sind die Basis für die Erstellung dieser Übersicht über Fehlerquellen in der Podologie. Die dargestellte Problematik ergibt sich insbesonders aus den Erfahrungen als Prüfer in der Staatlichen Prüfung nach der bayrischen Prüfungs- und Ausbildungsverordnung. Zudem war der Autor auch Gutachter bei Gerichtsverfahren gegen Podologen und Medizinische Fußpfleger, in denen es um nicht fachgerechte oder mangelhafte Behandlungen ging.

Dr. med. Gerhard Fleischner
Facharzt für Orthopädie
Davidfeld 583727 Schliersee

Inhalt

Thema 1

Persönliche Vorbereitung

Die wichtigste Voraussetzung, bei der podologischen Behandlung Mängel und Fehler zu vermeiden, ist die persönliche Vorbereitung. Diese betrifft mehrere Ebenen.

a.) Fehlendes Basiswissen

Fehleinschätzung kann zu falschem Risikobewußtsein und Nichterkennen von behandlungsbedürftigen Erkrankungen führen. Das Spektrum des notwendigen Wissens ist groß, wie bei jedem Beruf, der sich mit dem Menschen als Behandlungsobjekt beschäftigt. Neben dem naturwissenschaftlichen Basiswissen sind die mannigfaltigen „Lehrmeinungen“ aus der Erfahrungsmedizin und der Naturheilkunde erforderlich. Nicht selten ist die Podologenpraxis eine Anlaufstelle von Patienten, die von der Schulmedizin enttäuscht sind. Daher ist es erforderlich, auch paramedizinische Auffassungen zu kennen. Die sogenannten „Lehrmeinungen“ der verschiedenen Schulen oder Ausbildungsinstitute sind zum Teil sehr konträr, zum Teil durchaus vertretbar, aber auch manchmal abenteuerlich. Bei einigen Auffassungen sind jedoch durchaus Diskussionen erlaubt und förderlich. So gibt es unterschiedliche Meinungen über den Einsatz von Hobel oder Skalpell, was aber logisch ausdiskutiert werden kann.

Kurzausbildung

Viele der derzeit tätigen Podologen haben ihre ersten Kenntnisse in der medizinischen Fußpflege bei sogenannten Kurzausbildern erworben. Diese Institute bringen in der Regel keinen ausreichenden fachlichen Hintergrund für den Podologen und haben ihre Aufgabe in der Ausbildung zur gewerblichen, kosmetischen Fußpflege.

Halbwissen ist jedoch gefährlich. Wer beim Kurzausbilder war, soll sich zunächst praktisch verbessern und fachlich theoretisch fortbilden, bevor er oder sie an Problemfälle herangeht.
Die Kenntnis von pathophysiologischen Grundlagen ist in der medizinischen Fußpflege / Podologie ein Bedingung sine qua non (unabdingbar). Nicht alle Kurzausbilder sind zu verteufeln. Die seriösen Institute geben ihren Lehrgangsteilnehmern ein Basiswissen mit, mit dem durchaus die gewerbliche Fußpflege ausgeübt werden kann. Voraussetzung ist, daß die Grenzen aufgezeigt werden und gewerblich-kosmetische Fußpfleger frühzeitig eine Diagnostik veranlassen und nicht pathologische Befunde behandeln. Nachdem eine solide Ausbildung der beste Schutz vor Fehlern ist, empfehle ich auch jenen, die keine staatliche Prüfung machen wollen, wenigstens die Lehrinhalte der staatlichen Ausbildungs- und Prüfungsverordnung zu studieren. Die Basis widerum dafür sind zahlreiche Bücher, wie sie zum Beispiel vom Verlag Neuer Merkur München angeboten werden.

Zusatzausbildungen

Ausbildungen, die über den Ausbildungsrahmen des Podologengesetzes hinausgehen, erweitern das Spektrum und das Wissen des Behandlers und sind ein zusätzlicher Sicherheitsfaktor. Dazu gehören Kenntnisse in der Reflexzonentherapie, in der Biomechanik oder Shiatsu, aber auch spezielle Kenntnisse im Wundmanagement oder der orthopädischen Propriorezeption sowie die ganze Palette der verschiedenen krankengymnastischen oder manuellen

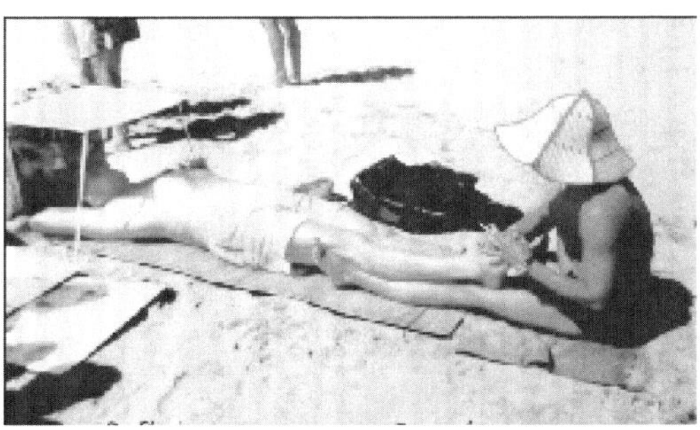

Therapiearten.
Die Ausübung mancher Behandlungsmethoden wie zum Beispiel der Reflexzonentherapie ohne theoretische medizinische Kenntnisse und ohne Spezialausbildung ist nicht gestattet. Sie ist nur staatlich geprüften Therapeuten erlaubt. Die Gefahr, Fehlreaktionen auszulösen, ganz egal, auf welchem Wege immer, ist aber immer gegeben. Wichtig ist dabei, daß jede der Zusatzbehandlungen im geeigneten Umfeld und mit therapiegerechter Ausstattung durchgeführt wird.

b.) Praktisches Können

Skalpelltechnik, Fräser und Schleifer erfordern Übung und praktisches Können sowie Geschick. Mangelnde Übung ist ebenfalls eine Fehlerquelle. Neben ausreichender Fingerfertigkeit ist die Beherrschung der Techniken bei den einzelnen Instrumenten Grundvoraussetzung einer maximalen Behandlungssicherheit..

c.) Psychologische Einstellung

Darstellungspsychologie

Der Podologe sollte fachliche Kompetenz ausstrahlen. Das beruhigt den Patienten und fördert sein Mitarbeit. Aus psychologischen Gründen sollte man auch nicht unter Zeitdruck arbeiten.

Beziehungspsychologie

Der Podologe soll sich bewußt sein, daß er auf den Patienten eine Wirkung ausübt und deshalb keine Unsicherheiten zeigen. Die Wirkung der Person des Behandlers ist oft für den Erfolg (beispielsweise Schmerzlinderung bzw. Schmerzempfindung) sehr entscheidend.

Gefahrenbewußtsein

Es gibt Podologen, die kein Gefahrenbewußtsein haben. Dies führt zur Unterschätzung von Befunden und unkontrolliertem Aktivismus und kann schwere Schäden nach sich ziehen.

d.) Körperliche Voraussetzungen

Podologie ist kein Job für stark Sehbehinderte. Ausdauer und Geschick müssen ausreichend sein. Wer nicht lange Sitzen kann, sollte keine Podologie betreiben. Man darf nicht vergessen, daß die tägliche Arbeit am Behandlungsstuhl eine einseitige Belastung für den Bewegungsapparat darstellt und diese Zwangshaltung zu Überbeanspruchung und Verhärtung von bestimmten Muskelgruppen und Teilen des Skeletts führt. Dies widerum hat Haltungsschmerzen, vorzeitige Ermüdung und Mangel an Konzentration zur Folge. Ausgleichstraining und Gymnastik vor Beginn der täglichen Arbeit sind daher sehr empfehlenswert. Es gibt Schulen für Podologie, in denen die „Rückenschule" zum Ausbildungsplan gehört.

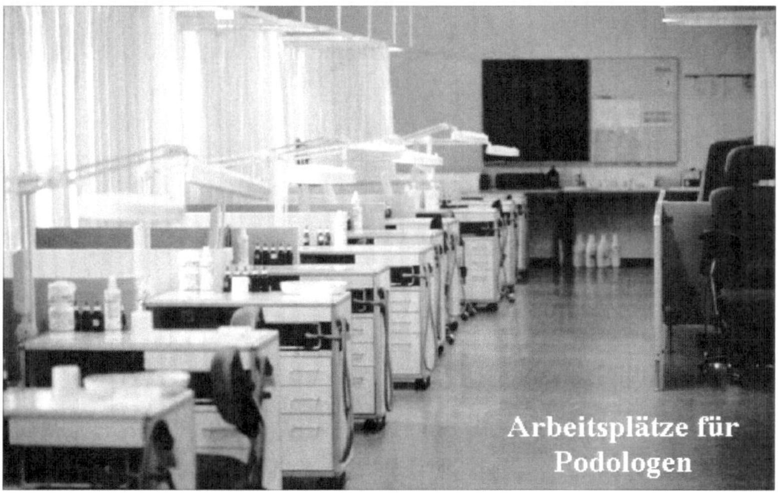

Arbeitsplätze für Podologen

Thema 2
Fehler im Umfeld

a.) Arzt

Psychologie ist auch wichtig beim Umgang mit dem Arzt. Man sollte den Arzt immer frühzeitig einbeziehen. Probleme sind nicht über den Patienten an den Arzt heranzubringen. Bei der Beratung ist es nicht angezeigt, vor dem Arzt Angst zu machen. Vor der Diagnose darf man die Krankheit nicht dämonisieren, ohne Arztdiagnose keine krankhaften Befunde behandeln, da sonst auch keine juristische Absicherung besteht.
Oberflächliche Ärzte soll man nicht belehren, da Ärzte in der Regel bei Kritik meist sehr empfindlich sind! Denken Sie daran, daß viele Ärzte überlastet sind und jedermann im täglichen Stress doch hin- und wieder Flüchtigkeitsfehler unterlaufen können.
Besser ist, bei vermeintlichen Fehldiagnosen den Patienten nicht einfach woanders hinzuschicken, sondern erneut einen Diagnoseversuch mit dem behandelndem Arzt zu machen. Parallelfälle kann man als Beispiel erwähnen. Falls der Arzt nicht kooperativ ist, sollte man dem Patienten ein neutrales Buch empfehlen, mit dem er sich sein eigenes Bild machen kann. Vorsicht mit Meinungsäußerungen über den Arzt gegenüber dem Patienten, insbesonders keine Negativbemerkungen. Es gibt hier erfahrungsgemäß immer eine Menge Mißverständnisse und damit Ärger.

b.) Patient

Man muß die Persönlichkeitsstruktur des Patienten beachten. Hier trifft man auf eine breites Spektrum. Reaktionen des Patienten sind durchaus eine Fehlerquelle, beeinflussen zum Beispiel

Unmutsäußerungen doch die Konzentration bei der Behandlung. Hysterische haben eine größere Schmerzempfindung. Für Grantige und Nörgler sollte man einen ausreichenden Argumentations- und Maßnahmenkatalog vorbereitet haben. Vorsicht bei mißtrauischen Zeitgenoss(inn)en! Nicht auf Kollegen oder andere Patienten schimpfen. Behandlungsversager nicht auf andere schieben, sondern die Eigenheit und Schwierigkeit der Erkrankung herausstellen. Man muß nicht alles als seine eigenen Fehler betrachten.
Vor der Behandlung kann man auf mögliche Komplikationen hinweisen und dabei dem Patienten seine eigene Rolle und Verantwortung aufzeigen.

c.) Öffentlichkeit

Werbung ist in einem Medizinalberuf immer fraglich, insbesonders bei bestimmten Behandlungsarten, die eigentlich dem Arzt oder dem Heilpraktiker vorbehalten sind. Vorsichtig sollte man sein bei öffentlichen Beratungsangeboten, sofern diese eine echte Krankheit, zum Beispiel einen Warzenbefall (Infektionskrankheit) betreffen. Beratung bei Krankheiten ist Teil der ärztlichen Leistung und für den Podologen daher ein problematisches Unterfangen. Hier gerät der Podologe leicht in die Nähe der unerlaubten Ausübung der Heilkunde. Man sollte einem Arzt, mit dem man zusammenarbeiten will, nicht einen Prospekt über die persönliche Heilkunst anbieten, sondern den Ausbildungskatalog oder ein Merkblatt vom Berufsverband anbieten.
Urlaubsannoncen sollten im vorgegebenen Rahmen bleiben und nicht podologische Leistungen anbieten. Das gleiche gilt für An- und Abmeldungen der Praxistätigkeit, die nur Tätigkeiten beschreiben soll, wie diese in der offiziellen Ausbildungs- und Prüfungsverordnung des Podologengesetzes vorgesehen sind. Auch Werbungen wie: „ alle Kassen etc.“ sind nicht zulässig, wobei man sich hier nach den Richtlinien des Heilmittelkatalogs zu halten hat. Werbung ist nur für gewerbliche bzw. kosmetische Fußpflege erlaubt. Die Führung von Titeln ist gesetzlich geregelt, das heißt,

Podologe(in) oder Medizinischer Fußpfleger(in) darf sich nur nennen, wer eine amtliche Erlaubnis dazu hat.

d.) Fehler in der Personalplanung

Wer Personal beschäftigt, muß sich vergegenwärtigen, daß die Verantwortung letztendlich beim Praxisinhaber bleibt. Die Auswahl des Personals ist daher besonders wichtig. Ursachen von Systemfehlern in der Personalplanung sind vor allen Dingen:

schlecht ausgebildete Mitarbeiter,
falsche oder nicht eindeutige Anweisungen,
überforderte Aushilfen,
mangelhafte Urlaubsplanung,
Urlaubsvertretungen ohne notwendige Informationen oder Hinweise auf Ersatzansprechpartner (Arzt).

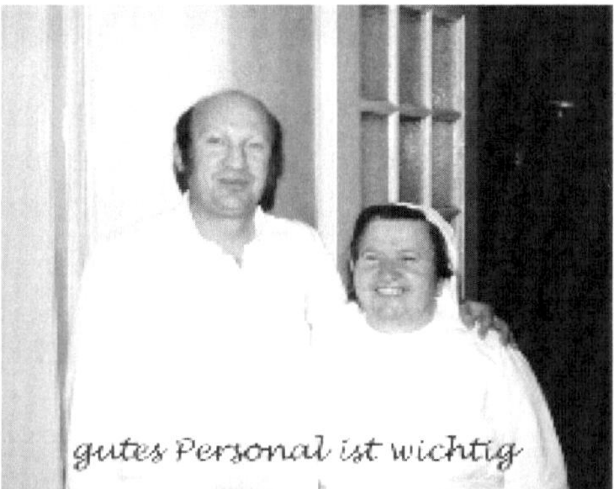

Zufriedenes Personal ist auch zuverlässig

Thema 3

Fehler in der räumlichen Planung

Zugang

Der Zugang soll ohne Hindernisse sein, auch ein Abtransport im Notfall muß durch freie Wege gewährleistet sein.

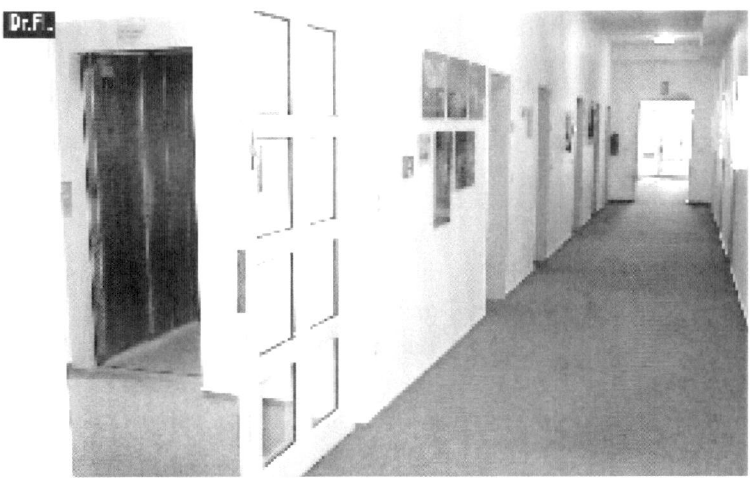

Abbildung: Bequeme weite und helle Zugänge, auch ein Aufzug wie hier, im Bild sind ein Idealfall. Sie mindern auf jeden Fall die Unfallgefahr bei geh- und sehbehinderten Patienten.

Engstellen, Fluchtwege

Versperrte Fluchtwege sind zwar Ursache von Mängelrügen bei der gesetzlichen Praxisabnahme, verursachen nicht immer eine dramatische Situation. Häufiger ist jedoch schon die Möglichkeit, daß beim Krankentransport oder für Rollstuhlfahrer erhebliche Schwierigkeiten entstehen, weil der eine oder andere Schrank den Transport mit der Trage oder dem Rollstuhl behindert.

Lange Wege

Wenn die Wartezone hinter dem Behandlungsraum liegt oder der Patient vielleicht gar durch den Behandlungsraum muß, erhöht sich in der Praxis die Verschmutzungs- und Kontaminationsgefahr.

Raumplanung

Technische Sicherheit

Elektrische Anlagen, Leitungen und Steckdosen sollten nach den geltenden Bestimmungen gesichert sein. Denken Sie daran, daß auch Kinder als Begleitung dabei sind und aus Langweile manchmal neugierige Manipulationen an Steckdosen und Geräten vornehmen. Von herumliegenden Kabeln und anderen losen Gegenständen geht besondere Sturzgefahr aus.

Rutschige Böden

Nasse, glatte Böden sind für Gehbehinderte ungünstig und nach dem Wischen besonders gefährlich. Teppichböden sollten in einer Podologenpraxis wegen der Infektions- und Verschmutzungsgefahr nicht verlegt sein. Zudem sind sie schwer zu desinfizieren.

Lichtverhältnisse

Dunkle Räume bergen Sturzrisiken, besonders bei Sehbehinderten (diabetische Retinopathie). Schlechte Lichtverhältnisse täuschen falsche Befunde vor. Helle Räume mindern das Schmerzempfinden bis zu 21%!

Agressive Lichtquellen

UV-Strahler, Rotlicht, blendende Spotlichter sind irritierend, psychologisch schlecht und können Augenschäden hervorrufen. Grundsätzlich gilt: kein Lichtstrahl direkt in das Gesicht bzw. das Auge des Patienten.

Strahler und Farben

Der Einsatz von Farbstrahlern erfordert Kenntnisse in der Lichttherapie.
Man unterscheidet in der Podologie im Wesentlichen eine Anwendung in der Bestrahlung und in der Projektion mit Farben:

Leitfarbe bei Diabetes: Violett, Kontrafarbe Gelb
Leitfarbe bei Ulzera: Grün, Kontrafarbe Rot
Lokal angewandtes Rotlicht kann ein schwelendes Geschwür anheizen.
Wand- und Deckenfarben beeinflussen die Stimmung aller, die sich in einem Raum aufhalten. Rot wirkt agressiv, grün und blau eher beruhigend. Farben wie Pink, zum Beispiel als moderne Modefarbe eingesetzt, sind nicht immer beruhigend.

Bilder

Schon seit Urzeiten weiß man, daß Bilder eine wesentliches Instrument sind, um auf Patienten beruhigend einzuwirken. Bilder sollten daher im Blickfeld des Patienten aufgehängt werden. Die Motive sind nicht nur nach der Stimmung auszuwählen sondern auch nach der Größe des Raumes. Bei einem engen Behandlungsraum empfiehlt es sich, ein Landschaftsbild aufzuhängen, um eine Fenstereffekt herbeizuführen. Dies beruhigt zum Beispiel Patienten, die claustrophobisch veranlagt sind. Bilder oder Darstellungen mit Werbe- oder Aufklärungscharakter sollte man zwar in Patientennähe, aber eher seitlich aufhängen.

Akustik

Schweigepflicht und Mithörer

Alles kann mitgehört werden, wenn Behandlungseinheiten und Wartezone nicht getrennt sind. Die Schweigepflicht und der Datenschutz wird unterlaufen bzw. verletzt. Um diskrete Fragen vor Mithörern zu vermeiden, kann man auch einen Fragebogen ausfüllen lassen.

Lärm

Bei schlechter Akustik oder störenden Fremdgeräuschen, Radio, Verkehrslärm sind Hörfehler vorprogrammiert und führen zu Mißverständnissen bei Diagnosen, Anwendungsempfehlungen oder Ratschlägen. Folgen können fehlerhaftes Verhalten des Patienten oder gar Haftpflichtregresse sein.

Musikuntermalung

Musik in der Praxis soll nicht laut sein. Beruhigende Musik ohne Gesang ist zu bevorzugen. Volksmusik ist oft nicht erwünscht und sind auch nicht jedermanns Geschmack.

Einrichtung

Gerätschaft und Ausrüstung

Neben dem Mobiliar ist auch ein Standard von Ausrüstung notwendig, auch wenn es sich nur um Besen, Putzlappen oder Staubsauger handelt. Ein defekter Staubsauger mit einem undichten Staubbeutel verteilt massenweise Keime in der Praxis.

Elektrische Anlagen

Auch wenn man davon ausgeht, daß in der Regel alle Elektrogeräte und Anlagen keine Gefährdungsquellen darstellen, so kann man sich nicht darauf verlassen, daß die jährliche Überprüfung der Praxis im Rahmen der Medizingeräteverordnung und der Betriebsstättenverordnung die notwendige Sicherheit verschafft. Nur zu oft kommt es zu Überlastungen der Geräte, Überhitzungen und Kurzschlüssen, weil die elektrischen Leitungen eine zu kleinen Querschnitt haben oder zu viele Geräte angeschlossen sind. Das gilt auch für Steckdosen und Verteiler.
Dabei soll man nicht aus dem Auge verlieren, daß die einfachste Überprüfung die Sichtkontrolle ist, wobei zumindest der äußere Zustand der Kabel überprüft werden kann (siehe Abbildung).

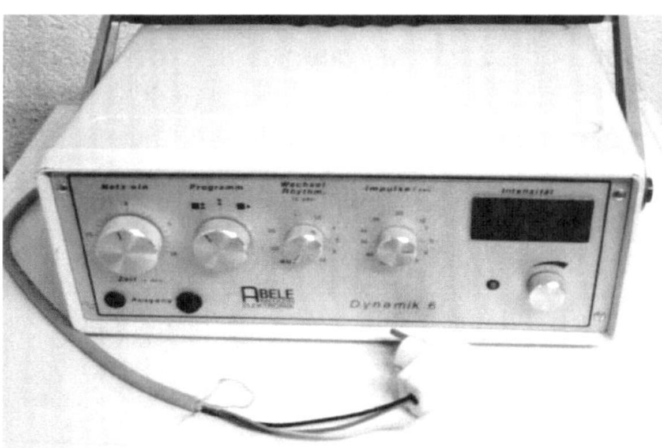

Thema 4

Mindestausstattung

Zu einer arbeitsbereiten Podologenpraxis gehört eine Mindestausstattung an Fachinventar. Vorschläge gibt es genug. Der VDP hat zusammen mit dem ZFD mit den Krankenkassen für die gesetzlich vorgeschriebenen „Rahmenbedingungen“ eine Standardisierung vorgeschlagen. Diese Empfehlungen werden inzwischen als richtungsweisend anerkannt. Allerdings betreffen diese Vereinbarungen nur die wenigen, für die Versicherten der gesetzlichen Krankenkassen definierten Leistungen und sind eine Mindestausstattung. Diese reicht natürlich nicht aus, um weitere podologische Leistungen fachgerecht und sicher durchzuführen. Die vorliegenden Rahmenempfehlungen sind sicher noch nicht endgültig und werden auch mit dem Fortschritt in Technik und Medizin Abwandlungen erfahren.

Behandlungsstuhl

Neben dem Schrank, auf und in welchem Instrumente, Motor, Medikamente und Hilfsmaterialien aufbewahrt werden, ist der Behandlungsstuhl das zentrale Möbelstück.
Die Oberfläche soll leicht zu reinigen und desinfizierbar sein. Die leichte Verstellbarkeit erleichtert die Arbeit, weil der Patient nicht nur bequem gelagert wird sondern weil auch die Sicht und Arbeitshaltung besser werden. Fußstützen und Lupenleuchte sind weitere Empfehlungen. Der Stuhl des Behandlers darf nicht nur drei Beine haben. Das ist nicht mehr zulässig.

Notfallausstattung

Diese ist heutzutage gesetzlich vorgeschrieben. Für ein spezielles Klientel wie Diabetiker, Blutdruckkranke und Bluter sollte man darüber hinaus noch weitere Notfallutensilien, Hilfsmittel oder Medikamente bereithalten. Letztere sind natürlich nur nach Arztmaßgabe einzusetzen. Wichtig ist vor allen Dingen auch die Möglichkeit, den Patienten richtig zu lagern, wobei man wissen sollte, daß bei Wiederbelebungsmaßnahmen eine stabile Unterlage vorhanden sein muß.

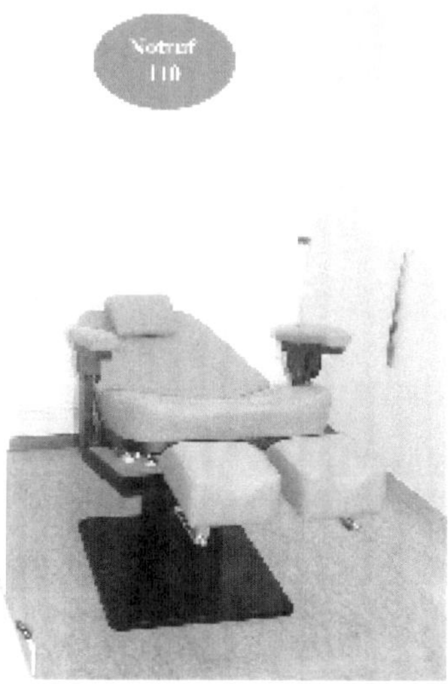

Abbildung: Behandlungsstuhl. Für den Notfall sollte der Behandlungsstuhl mit wenigen Griffen in eine Notfall-Liege umzuwandeln sein. Auch eine Notrufnummer muß in Sichtweite sein, damit in Notfallsituation von Dritten nicht erst lange im Telefonbuch gesucht werden muß.

Oft ist es besser, den Patienten gleich auf den Boden zu legen, was bedeuted, daß ausreichend Platz vorhanden sein muß. Zusätzlich ist die Vorhaltung einer Decke Pflicht, die als Bodenunterlage und Wärmeabdeckung benutzt werden kann.

Bei Kreislaufinstabilität ist es oft ausreichend, den Patienten flach zu lagern, bis er sich wieder erholt oder der Arzt eintrifft. Da in der Podologie zumeist ein älteres Klientel behandelt wird, empfiehlt es sich daher, einen Behandlungsstuhl anzuschaffen, der mit einfachen Griffen in eine stabile Liege verwandelt werden kann.

Plazierung und Lagerung des Patienten

Wenn der Patient wegen zu langer Wartezeit auf dem Behandlungsstuhl unterkühlt, weil er nach dem Fußbad zu lange ohne Strümpfe warten muss oder wenn die Behandlung von mehreren Patienten gleichzeitig durchgeführt wird, sinkt die Hauttemperatur und gleichzeitig werden die Gelenke steif. Der Patient ist daher verkrampft, unruhig und die Verletzungsgefahr ist größer. Eine Decke oder ein Handtuch ist hier empfehlenswert.

Behandlungsstuhl

Bei unbequemen Behandlungsstuhl rutscht der Patient hin und her, ist unruhig. Das ist eine häufige Fehlerquelle für Verletzungen. Weitere Mängel sind zu schmale Ablageflächen auf dem Beistelltisch und instabile Schalen oder wackelige Behälter.

Betriebssicherheit!
Lästige Belastung?

Nicht gerade billig, aber beruhigend und arbeitsplatzschaffend sind unsere Sicherheitsvorschriften in Deutschland. Die Podolog**I**nnen sollten aber immer im Auge haben, was die gesetzlichen Vorschriften an Kontrollen fordern. Abgesehen davon, daß die Kontrollen lästig sind, haben diese jedoch den Zweck, auch Unfälle und Schäden bei der Behandlung zu vermeiden. Es kommen vor allem folgende Sicherheitsvorschriften zum Tragen:

Da gibt es die BGV A2 der Berufsgenossenschaften, nach welcher die Überprüfung der Geräte (besonders elektrisch betriebener) durchgeführt werden muß. Daneben regelt die BGV A6 die sicherheitstechnische Überprüfung der medizinischen Einrichtungen, das heißt, ob es in der Praxis auch keine Stolperfallen gibt, lockere Steckdosen oder gar offenliegende elektrische Leitungen. Ist Personal vorhanden, greift die VBG A7 mit der betriebsärztlichen Betreuung der Praxismitarbeiter.

Natürlich braucht man neben dem Hygieneplan für das Personal nach der Biostoffverordnung (BioStoffV) auch eine Betriebsanweisung für den Umgang mit infektiösem Material und Blut. Sie ist beim TÜV erhältlich.

Wer wissen will, wie oft er seine Geräte überprüfen lassen muß, sollte sich zunächst an den Hersteller wenden. Dessen Angaben sind zunächst entscheidend. Hat der Hersteller keine Fristen angegeben, ist mindestens alle 2 Jahre eine Kontrolle notwendig. Die hier zumeist anzuwendende Medizinprodukte-Vertreiberverordnung (MPBetreibV) hat 2002 die frühere Medizingeräteverordnung ersetzt. Sie ist von der BG Gesundheits- und Wohlfahrtspflege in Hamburg erhältlich und umfasst ca. 15 Seiten.

Jeder muß sich dabei im Klaren sein, daß im Falle einer Schädigung eines Patienten oder eines Mitarbeiters durch ein defektes Gerät die Versicherung möglicherweise nicht bezahlt, wenn keine gesetzlich vorgeschriebene Wartung und Prüfung nachgewiesen werden kann.

Vertrauen ist zwar gut - Kontrolle aber besser.

Thema 5
Fehler in der Organisation

Ablauf und Struktur

Häufige systematische Fehler sind:

a.) Karteiführung

Richtige und ausreichende Dokumentation

Ist es zu Mißergebnissen, Zwischenfällen, allergischen Reaktionen oder Behandlungsversagern etc. gekommen und vielleicht auch noch der Fall, daß ein Schadenersatzanspruch von Seiten des Patienten gestellt wird, ist die Suche nach den Ursachen und die dementsprechende Beweisführung nur durch eine gute Dokumentation erfolgreich. Keine organisatorische Maßnahme ist so wichtig, wie die Aufzeichnung der abgelaufenen Tatsachen oder/und der festgestellten Befunde. Man erlebt als Gutachter bei Gericht deswegen immer wieder unglaubliche Situationen. Mangelnde Dokumentation bringt jeden Behandler vor Gericht in eine schlechte Situation.

Die Hauptfehler sind:

keine regelmäßigen Einträge, fehlende Datumsangaben,
keine Fachausdrücke, die für eine Medizinalberuf notwendig sind,
keine Diagnosen und Risikohinweise,
keine Hinweise auf Befundänderungen,
keine Hinweis auf Medikamente oder andere Anwendungen,
keine Hinweise, was gemacht wurde,
keine Notizen, was beim nächsten Mal gemacht werden soll,

keine Hinweise auf Ansprechpartner (Arzt, Altenheim) oder Angehörige,
keine Notizen, was dem Patienten erklärt oder geraten wurde.

b.) Behandlungszeiten

Eine genaue Zeitplanung vermeidet Wartezeiten, Ärger und persönlichen Streß. Keinen Zeitdruck entstehen lassen. Dieser führt zu Unkonzentriertheit und Flüchtigkeitsfehlern.

c.) Einbestellplanung

Diabetiker sollte man nicht kurz vor 12 Uhr einbestellen, auch nicht zur Unzeit, z.B. am Abend, wenn der Hausarzt keine Sprechstunde mehr hat. Bus- oder Zugfahrpläne beachten.
Rentner nicht nach Feierabend einbestellen, wenn Berufstätige Termine brauchen.

d.) Saisoneinflüsse

Bei Gefahr von Eisglätte nicht alte Leute in aller Frühe einbestellen.
Bei Hitzewelle auf gute Belüftung achten. Ventilator!
Föhnempfindlichkeit erhöht die Schmerzempfindung.
Kaltes Wetter macht kalte Füße und vermindert die Zirkulation.

e.) Zeitabläufe

Einbestellung in genügend ausreichenden Zeitabständen vereinbaren.
Keine Streßsituationen durch selbst verursachten Zeitdruck schaffen. Genügend lange Wechselzeiten einplanen. Notfälle und dringende Nachkontrollen sind im Einbestellplan einzuplanen.

f.) Ordnung

Wesentliches Element in der Vermeidung von Fehlern ist ein allen Mitarbeitern bekanntes und auch selbst eingehaltenes System in der räumlichen und arbeitsbezogenen Ordnung. Ordnungssysteme vereinfachen und verkürzen die Arbeitsabläufe, was Geld spart. Sie vermindern aber auch die Gefahr von Fehlern.

Systematische Ordnung bedeutet auch, daß bestimmte Geräte, Instrumente und Medikamente sowie die Notfallausrüstung an einem bestimmten und immer gleichen Ort bereitgehalten wird, damit bei Eile oder anderen unübersichtlichen Situationen jeder weiß, wo er was suchen muß und auch finden kann.

Systematische Ordnung betrifft auch Arbeitsabläufe, vom systematischen Vorgehen bei der Behandlung ganz abgesehen. Diese Art von Ordnung verringert die Fehlerquoten besonders dann, wenn mehrere Personen an einem Arbeitsablauf beteiligt sind. Bewährt haben sich hier nicht nur Praxisanleitungen, die ein jeder Neuankömmling lesen muß sondern auch regelmäßige gemeinsame Besprechungen, Begehungen der Behandlungsräume mit der Absicht, die sogenannte „Betriebsblindheit" bewußt zu vermeiden, sind von Zeit zu Zeit notwendig.

Fehler bei der Vorbereitung

Zwischenfälle einplanen

Es ist selbstverständlich, daß ein Therapeut auch auf Zwischenfälle vorbereitet sein sollte. Das betrifft nicht nur allgemeine Notfälle sondern auch Unannehmlichkeiten wie Licht- und Stromausfall, reklamierende, gar randalierende oder schreiende Patienten, die ihren Unmut äußern sondern auch Situationen mit Verletzung des

Patienten. Man sollte auf solche Zwischenfälle vorbereitet sein, nicht nur von der Ausstattung her sondern auch psychologisch und die entsprechenden Worte bzw. Erklärungen für den Patienten parat haben. Es versteht sich von selbst, daß man sich das vorher überlegt und evtl. mit seinen Mitarbeitern planmäßige Reaktionsstrategien durchspricht.

Wer an einem Behandlungstag einen schwierigen Fall einbestellt hat, sollte sich auch mental darauf vorbereiten. Das beinhaltet, daß man im Zweifelsfall sich mit seinen Mitarbeitern berät oder gar ein Buch in die Hand nimmt, um nochmals nachzulesen. Selbst in einer Universitätsklinik wird es nicht als Luxus empfunden, wenn im OP eine Operationslehre zum Nachlesen aufliegt.
Insofern ist es durchaus keine Hysterie, wenn man das Scenario eines Zwischenfalls oder eines unvermutet auftauchenden Befundes vorher einmal gedanklich durchspielt.

Zum richtigen Verhalten bei Zwischenfällen gehören auch die Erste-Hilfe-Vorkehrungen, insbesonders ein Schild mit Notfallhinweisen und Notrufnummern sowie ein Erste-Hilfe-Set mit Verbandmaterial.
Auch ein Diabetes-Set sollte vorhanden sein, wenn die Zulassung zur Behandlung von Diabetikern vorliegt. Darunter versteht man nicht allein das Blutzuckermeßgerät sondern auch das Vorhalten von Orangensaft oder ähnlichem für eine Hypoglykämie.

Thema 6
Hygieneplan

Nach dem Gesetz hat jede Praxis einen Hygieneplan vorzuhalten. Ergänzt wird dieser durch Organisationspläne für die speziellen Verhältnisse in der Praxis, so z.B Sterilisation, Aufbewahrung und auch Entsorgung. Reibungslos funktionieren aber solche Pläne nur, wenn darin auch festgehalten ist, wer was zu einem bestimmen Zeitpunkt durchführt.

Umwelthygiene

Hygiene ist auch Umwelthygiene: schädliche Umweltgifte in Luftfiltern und Arbeitsflächen sowie Böden sind inzwischen wissenschaftlich belegt. Schadstoffe im Material, z.B. in der Sitzfläche oder Tischauflage sind nicht selten.
Der Bodenbelag kann zudem als Keimreservoir oder Allergiedepot wirken.

Allein seit 1980 sind vierzig neue Infektionskrankheiten verifiziert worden, unter anderem Hepatitis C. Daher ist die Einhaltung und regelmäßige Aktualisierung des Hygieneplans umso wichtiger.

Raumhygiene

Die Räume sind so zu gestalten, daß eine leichte Reinigung und Desinfektion, insbesonders.der Böden durchzuführen ist.

Praktikable Hygienezone

Sie soll so gestaltet sein, daß sie umschrieben, übersichtlich und überschaubar ist und nicht als Keimreservoir wirken kann. Sie muß leicht zu reinigen und zu desinfizieren sein. Gefahr kommt auch aus der Klimaanlage und den Ventilatoren: diese können unter Umständen auch Keime verteilen.

Klimageräte

Sie schaffen oft zu trockene Luft, welche die Schleimhäute reizt. Zudem können sie im defekten Zustand als Keimschleuder dienen.

Therapeutenhygiene

Weiße Schutzkleidung

Verschmutzung ist bei weißer Schutzkleidung besser erkennbar und drängt zum vorzeitigen Kleiderwechsel. Dies schützt vor Kontamination der Privatkleidung und vermeidet Keimverbreitung in die Privatsphäre.

Haarschutz, Mundschutz

Sie dienen zum einen dem Selbstschutz des Behandlers und zum anderen dem Schutz des Patienten vor Kontamination der Behandlungsstelle. Ein Mundschutz, der unterhalb der Nase hängt, nützt garnichts.

Handschuhe, Schuhwerk, Socken

Bekleidungsstücke wie Socken oder Strümpfe sind Haftstellen für Schmutz und Keime wie Pilzmaterial. Deshalb sind Sandalen beim Behandler nicht probat. Der vordere Schuhteil sollte geschlossen sein.

Patientenhygiene

Der Patient wird, wenn möglich, schon zuhause die Füße waschen und frische Strümpfe anziehen. Auch das Schuhwerk soll sauber sein, um die Verschmutzung der Praxis und des Behandlungsraums so gering wie möglich zu halten. Auch trockener Schmutz erzeugt Staubverunreinigung. Die allgemeinen Hygieneregeln und die Aufklärung des Patienten über richtiges Verhalten sind selbstverständlich Teil des Service. Keimverschleppung droht auch durch mangelnde Sauberkeit des Patienten, wenn z.B nur ein Fuß entkleidet und gewaschen ist. So hat man auch keine Vergleichsmöglichkeit bei einem krankhaften Befund.

Nicht selten kommt es vor, daß ein Patient mit einem penetranten Fußschweißgeruch erscheint. Manche Mitmenschen haben wenig oder gar keine Fähigkeit zur Selbstkritik und haben sich an ihre persönliche Duftmarke bereits gewöhnt, sodaß an die Füsse vor der Behandlung kein Wasser kommt. Zudem halten es einige für selbstverständlich, daß sie vor der Behandlung ein Fußbad erhalten. Doch ist dies auch eine Kosten- und Zeitfrage.

Pathophysiologisch ist es so, daß der starke Geruch von Fußschweiß zumeist durch die Anwesenheit durch Corynebakterien ausgelöst wird. Diese sollten durch den Praxisfußboden nicht von einem Patienten zum anderen wandern. Daher ist dafür zu sorgen, daß kein Patient mit dem nackten Fuß Bodenkontakt bekommt. Auch den Patienten sollte man über die Rolle der Corynebakterien aufklären. Vielleicht hilft es und er reinigt seine Füsse öfter.
Wie unlängst ein Studie der Hautärzte aufzeigte, nimmt die Durchseuchung der Bevölkerung mit Fußpilz zu. Auch hier ist der Patient zu sensibilisieren, kann er doch im häuslichen Umfeld die Weiterverbreitung von Mykosen durch Beachtung einfacher Hygieneregeln mit vermeiden helfen.

Instrumentenhygiene

Sie ist nur gewährleistet durch fachgerechte Anwendung von Autoklav oder Heißluftsterilisator. Desinfektionslösungen, Formaldehydlösungen sowie Desinfektionssprays sind unter Berücksichtigung des jeweiligen Wirkungsspektrums einzusetzen. In jedem Fall empfiehlt sich die Einrichtung einer Hygiene-Ecke. Diese soll routinemäßig gereinigt, belüftet und desinfiziert werden. Andernfalls droht von dieser zentralen Stelle jeder Praxis eine Infektionsgefahr. Man muß vermeiden, daß durch den Sterilisierbereich ein Zentrum der Keimvermehrung und Verbreitung existiert, von dem aus Infektionsketten ihren Anfang nehmen. Die heimtückischte Infektion in der Podologenpraxis ist die Mykose. Sie hat eine relativ lange Inkubationszeit und mancher Patient kann daher nicht mehr nachvollziehen, wo er sich angesteckt hat.

Häufige Fehler in der Instrumentenhygiene sind:

> Das Sterilisiergut ist mechanisch nicht genügend gesäubert. Es gibt Schmutznischen.
>
> Der Steri ist überladen oder das Sterilisiergut zu eng gestapelt. Die Umluft z.B. beim Heißluftsterilisator kann nicht zirkulieren.
>
> Die Einwirkzeit ist zu kurz.
>
> Der Steri ist undicht
>
> Es werden wegen Zeitdruck zu kurze Zeiten oder zu niedrige Temperaturen eingestellt oder das Verfahren abgebrochen.

Daher sind jene Geräte am zuverlässigsten, die die wenigsten Manipulationen zulassen. Dazu gehört der Autoklav.

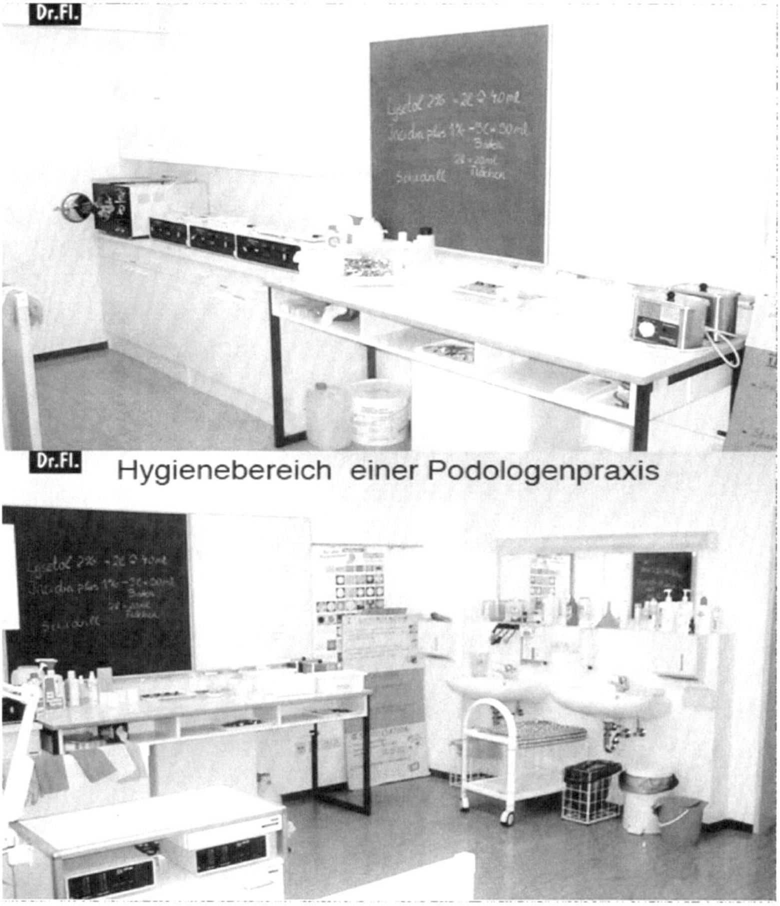

Abbildung: Die Hygiene-Ecke einer Podologenpraxis sollte eine zeitgemäße und vom VDP empfohlene Mindestausstattung haben. Dazu ist heutzutage ein Autoklav obligatorisch, insbesonders wenn Patienten mit Mykosen behandelt werden.

Akute Maßnahmen bei Kontamination

Bei Arbeiten mit spitzen und scharfen Instrumenten ist es durchaus möglich, daß man sich oder auch den Patienten unabsichtlich verletzt. Auch beim Eröffnen von Blasen oder Aufplatzen von Hämatomen oder Schleimbeuteln während der Behandlung kommt es gelegentlich zur Kontamination durch Blut und andere potentiell infektiöse Körperflüssigkeiten. Das kann zu Erkrankungen führen bei Aufnahme über die (verletzte) Haut, die Schleimhäute, weniger oft durch Verschlucken oder Einatmen.

Vorbeugemaßnahmen beinhalten einen ganzen Katalog von nützlichen Hinweisen. Unter anderem sind aufzuführen:

Handschuhe (flüssigkeitsdicht),
Schutzkleidung,
Unterweisung des Personals nach der BioStoffV,
Gesichtsschutz (Mundschutz, Schutzbrille),
Richtige Entsorgung von Kanülen,
Arbeitsmedizinische Vorsorge nach BioStoffV,
Immunisierung,
Hinweis auf den Hygieneplan und einen Hautschutzplan
Hinweise auf den erforderlichen Mutterschutz.

Erste Maßnahmen sind:

Bei **Stich- /Schnittverletzung:**
ggf. Fremdkörper entfernen
Blutung der Wunde anregen
Desinfektion mit Ethanol (Vol. 82%) + PVP-Jod

Spritzer auf Schleimhaut (z.B. Mund, Nase; Auge):
Reichlich spülen mit Wasser oder physiologische Kochsalzlösung (NaCl 0,9%, steril)
oder verdünnter (1:4), wässriger Jodlösung

Kontakt von Blut oder Körperflüssigkeit mit lädierter Haut
Abspülen mit Wasser
anschl. Desinfektion mit
mit Ethanol (Vol. 82%) + PVP-Jod

Kontakt von Blut oder Körperflüssigkeit mit intakter Haut
Waschen mit Wasser und Seife
anschl. Desinfektion mit
mit Ethanol (Vol. 82%)

Kontaminierte Arbeitsmittel (z.B. Kanüle) sind zur mikrobiologischen Untersuchung aufzubewahren. Wenn es sich um einen infizierten Patienten handelt, sollte man dessen serologischen Status ermitteln, also beim Verursacher und dem Verletzten, soweit möglich. Das gilt für Träger der Hepatitis B und C sowie auch für HIV (Aids)-Infizierte.

Zu den notwendigen Maßnahmen gehört auch die Information des Praxisinhabers, bei Wiederholungsgefahr auch der Mitarbeiter und gegebenenfalls des/der Haus- oder Betriebsarztes/-ärztin (Telefonnummer notieren).

Gibt es ein Verbandbuch, ist der Schadenfall zu dokumentieren. In der Regel erfordert eine Verletzung eine Unfallmeldung an die BGW (Berufsgenossenschaft für Gesundheitsdienst und Wohlfahrtspflege) in Pappelallee 35-37 22089 Hamburg Tel. 040/202 07-0. Diese übernimmt in der Regel auch die Kosten für eine aufwendigere Diagnostik und Therapie .

In der Hektik der täglichen Praxis wird man die vorgenannten Maßnahmen nicht immer und vollständig durchführen. Doch sollte man die Fehlerquellen und deren Folgen immer vor Augen haben.

Thema 7
Desinfektion

Vorbehandlung der Haut

Die Reinigung der Haut bzw. Fettentfernung vor der Behandlung ist in die Vorbereitung mit einzubeziehen. Starke Verschmutzungen und Verfettungen des Therapieareals sollte man vorher mit Waschbenzin beseitigen. Bäder sind besser als Seifenlösung.

Desinfektionstechnik

Die Desinfektion eines Ulkus wird mit einem Tupfer oder einer gefalteten Kompresse spiralig kreisförmig, von der Wunde weg, durchgeführt.
Systematisches Arbeiten ist unbedingt notwendig, da sonst Fehler durch Flüchtigkeit entstehen.
Zum Desinfizieren mit Flüssigkeiten ist die Benutzung von Einmaltupfern vorzuziehen. Ein Tupfer, mit dem bereits eine kontaminierte Fläche bestrichen worden ist, darf nicht wiederholt angefeuchtet, bzw. benetzt und erneut verwendet werden.

Desinfektionsmittel

Ihr Einsatz erfolgt nach den Richtlinien der DGMH und den Angaben des jeweiligen Herstellers. Die Einwirkzeiten und Konzentrationen sind unbedingt zu beachten.

Die Einteilung in Gruppen erfolgt zur besseren Übersicht:

Alkohol (70-98%)
Alkohol ist oft nur teilweise wirksam, gegen Pilzsporen oft

unwirksam. Das Wirkspektrum von 100%igen Alkohol ist stark herabgesetzt.

Phenol und Derivate
Manusept, Kodan

Halogene und ihre Mischungen
Jod, Brom,
z. B. Dibromol

Quecksilber
Mercuchrom, Oxicyanid-Tupfer

Formaldehyd
Reiner Formaldehyd ist zum Teil giftig.
Lysoform, Incidin

Farbstoffe
Fuchsinrot, Gentianaviolett, Pyoktanin

Badezusätze
$KMNO_4$

Desinfektionssprays:

Hier sind Mischungen und Zulassungen zu beachten.
Monopräparate sind oft nur gegen bestimmte Erreger wirksam.
Farbige Desinfektionsmittel können einen falschen Befund vortäuschen.
Desinfektionsmittel verursachen oft Allergien. Diabetiker spüren oft die Symptome wie Jucken, Beißen und Brennen nicht.
Zudem sind toxische Reaktionen und Verätzungen bekannt. Gefährdete Stellen sind besonders Hautfalten, Zehenzwischenräume mit Haut-an–Haut-Kontakt unter Luftabschluß.

Thema 8

Instrumentenaufbereitung und Aufbewahrung

Aufbereitung

Die grundlegenden Schritte sind:
grobe Reinigung im Wasserstrahl
Desinfektion
Feinreinigung mit Ultraschall o. ä.
Sterilisation und Autoklavierung
Hitzestabile Behälter oder Hüllen.

Aufbewahrung

Keimdichte Behälter
Staubfreie Schränke
Kontakt- und Entnahmewerkzeuge (zum Beispiel Kornzangen).

Bereithaltung am Arbeitsplatz

Man verwendet üblicherweise bewährte Gefäße wie:

Tabletts und Schalen, Tücher,Kassetten.

Tabletts und Schalen

Tabletts werden in der Podologie in der Regel als Ablage oder Bereithaltungsunterlage und Sortierungshilfe verwendet. Man kann sie sterilisieren und desinfizieren, was die Handhabung erleichtert.

Schalen (meist nierenförmige Schalen) dienen in der Regel zum Ablegen oder Verwerfen gebrauchter Tupfer, kontaminierter Instrumente oder als Behältnis von Sekreten oder Flüssigkeiten. Auch Schalen kann man sterilisieren und desinfizieren, sind sie doch oft aus Metall oder einem anderem hitzestabilen Material. Es ist völlig unsinnig, Instrumente zu sterilisieren und diese bei der Behandlung dann auf den Tisch zulegen, wo sie wieder kontaminiert werden. Man muß davon ausgehen, daß beim Fräsen und Schleifen eine Menge Partikel durch die Luft geschleudert werden, die Keime enthalten und die die offen daliegenden Instrumente kontaminieren. Das selbige gilt für die Lagerung auf verschiedenen Tabletts, die nicht streng nach den Gesichtspunkten „noch steril oder schon benutzt" durchgeführt wird. Benutzte Instrumente sind auf einem eigenen Tablett abzulegen. Handelt es sich um eine offensichtlich

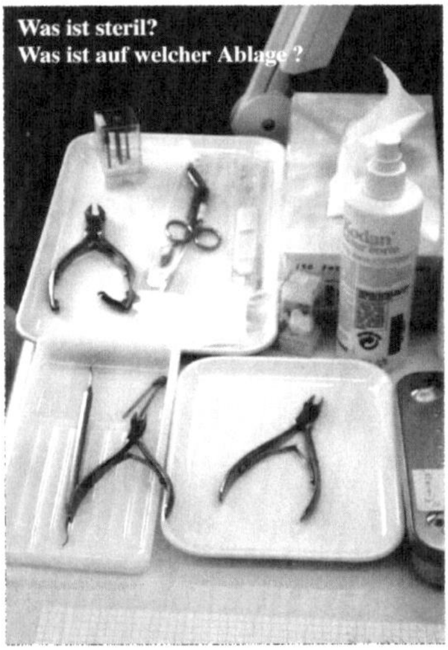

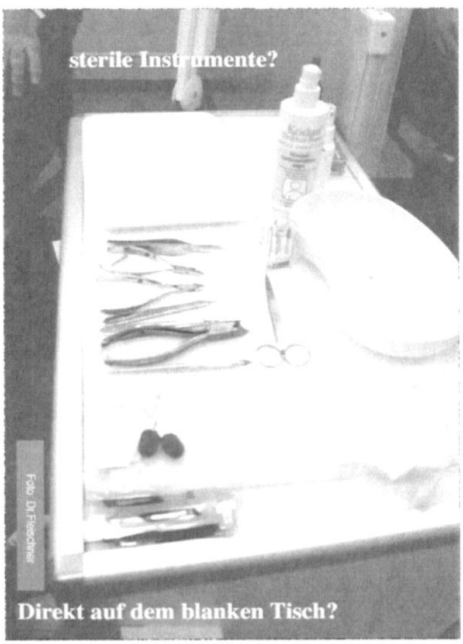

bakterielle Infektion, sind kontaminierte Instrumente nur an der infizierten Stelle zu benutzen und bei der Weiterarbeit an andern Arealen nicht mehr zu verwenden. In solchen Fällen sind mindestens drei Tabletts notwendig: eines für die noch unbenutzten sterilen Instrumente, eines für die wieder verwendbaren

Instrumente bei unauffälligen Befunden und eines für abzulegende Instrumente, die bei infizierten Lokalbefunden als Ablage dienen.

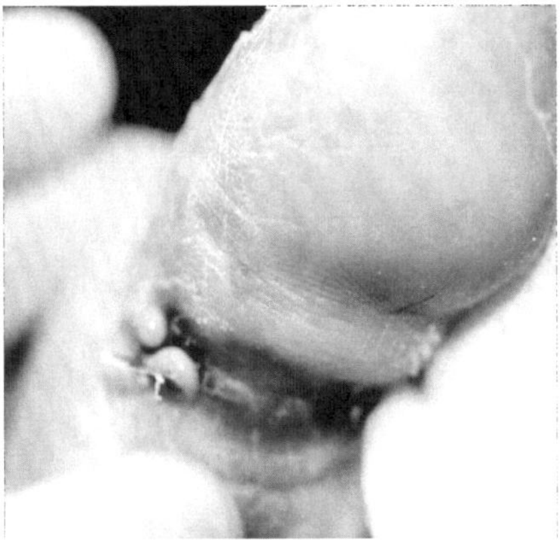

Abbildung:
Rhagadenulkus.
Nach Verwendung bei einem eitrigen Befund dürfen die Instrumente nicht mehr an einer anderen Stelle verwendet werden. Sie sind auf jeden Fall im Autoklaven zu sterilisieren.

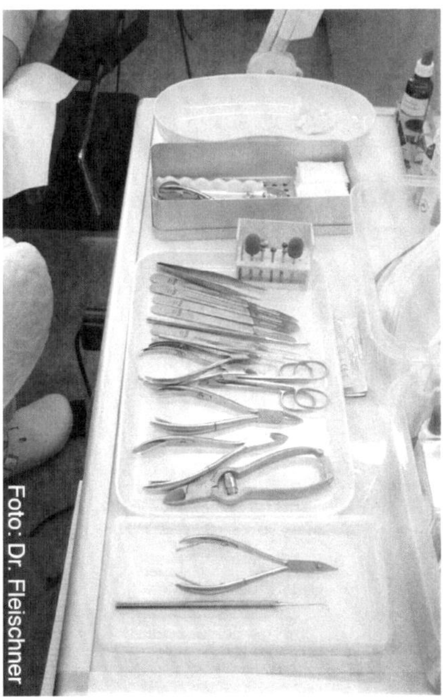

Abbildung:
Unnötige Kontamintionsgefahr besteht für die Instrumente, wenn man zu viele auf einmal aus der Sterilisationskassette entnimmt. In der Podologenpraxis ist der Staubgehalt in der Luft sehr hoch.

So sind nicht benötigte Skalpelle zunächst in der abgedeckten Sterilisierkassette bereitzuhalten.

Kassetten

Sie dienen als Sterilisationbehältnisse und auch als Transport- und Aufbewahrungsbehälter für Instrumente oder anderes Gerät.

Auch Kassetten sind regelmäßig zu warten, das heißt, zu säubern und auf Dichtigkeit zu prüfen. Bei Entnahme von Instrumenten ist darauf zu achten, daß die Innenwände und Böden der Kassetten nicht kontaminiert werden, natürlich auch der verbleibende Inhalt.

Statt Kassetten kommen heutzutage immer mehr Folien in Gebrauch, in die man die Instrumente vor oder nach den Sterilisieren einschweißen kann. Die Verwendung ist praktisch, der Kostenfaktor abzuwägen.

Tücher

Tücher, speziell als sogenannte „fusselfreie“ Op-Tücher gefertigt, werden zum Abdecken und Einwickeln sterilen Guts benutzt.

Man kann diese Tücher sterilisieren, mit und ohne Sterilisationsgut. Tücher, die sterile Instrumente auf dem Behandlungstisch abdecken oder enthalten, verhindern zum Beispiel, daß beim Fräsen mykotischer Nägel keimhaltiger Nagelstaub die frisch sterilisierten Instrumente kontaminiert.

Diese Maßnahme ist leider in der Podologie nur wenigen bekannt. Entsprechend groß dürfte umgekehrt die Dunkelziffer der auf diesem Weg übertragenen Mykosen oder bakterieller Infektionen sein.

Thema 9
Instrumentarium

Mindestausstattung

Die Mindestausstattung sollte vor allen Dingen auch die Instrumente betreffen. Wer zu wenig Instrumente hat, ist geneigt, auch hin und wieder unter Zeitdruck unsteril zu arbeiten, weil eben mangels Masse kein steriles Set mehr vorhanden ist.
Gemäß den Empfehlungen und den Berechnungen des VDP sollten mindestens 10 Instrumentensets vorhanden sein. Wird noch mit einem Heißluftsterilisator gearbeitet, reichen wegen der langen Sterilisierzeit auch diese nicht, wenn vollschichtig gearbeitet wird. Zu wenig Instrumentensets verleiten eben oft zur „Großzügigkeit" in der Hygiene. Hier wird immer noch viel gesündigt und mancher Patient wundert sich, woher plötzlich sein Nagelpilz kommt. Bleibt zu betonen, daß auch in mancher Arztpraxis eine Standardisierung der Ausrüstung fehlt. Exakte Vorschriften gibt es allerdings für operativ tätige Ärzte.

Sterilität

Sterilität ist oberstes Prinzip. Dabei sollte man sein Augenmerk nicht nur auf Messer, Pinzetten oder Zangen richten, sondern auch daran denken, daß Schleifer, Fräser etc. eine große Übertragungsquelle für Keime sind. Feilen leiden in der Regel beim Sterilisieren und man beobachtet deswegen allgemeine Großzügigkeit. Empfehlenswert sind daher sterilisierbare Glasfeilen, die auf dem Markt sind.
Sterilisiergeräte werden heute mannigfaltig angeboten. Wir empfehlen auf jeden Fall einen Autoklaven, da Pilzsporen und Resistenzkeime mit ausreichender Sicherheit abgetötet werden müssen. Bei einem Teil des Klientels, zum Beispiel Diabetikern, ist hygienische Penibilität oberstes Gebot.

Zudem ist es erforderlich, das Sterilisierungsgerät in regelmäßigen Abständen zu Überprüfen, um einen Defekt auszuschließen. Mit dem Herstellerservice gibt es in der Regel die Möglichkeit, mit Probeindikatoren, Probekeimen und Keimsets, meist Sporenpäckchen, selbst eine Überprüfung durchzuführen. Auf lange Sicht sollte man Geräte anschaffen, bei denen nach dem Arbeitsvorgang auf Anzeigern ersichtlich ist, wie weit Grundbedingungen wie Temperatur, Druck und Zeit eingehalten worden sind. Das erhöht die eigene Kontrollmöglichkeit und somit die Betriebssicherheit.

Zustand der Instrumente

Ein wesentlicher Bestandteil der Behandlungssicherheit ist der einwandfreie Zustand der Instrumente. Klemmende Zangen oder Scheren und stumpfe Messer erhöhen die Verletzungsgefahr und verursachen auch mehr Schmerzen. Man muß nicht Rupfen und Zupfen, wenn das Skalpell oder die Hautzange scharf ist. Diese Manipulationen erhöhen den Schmerzreiz.

Keine verrotteten Instrumente benutzen

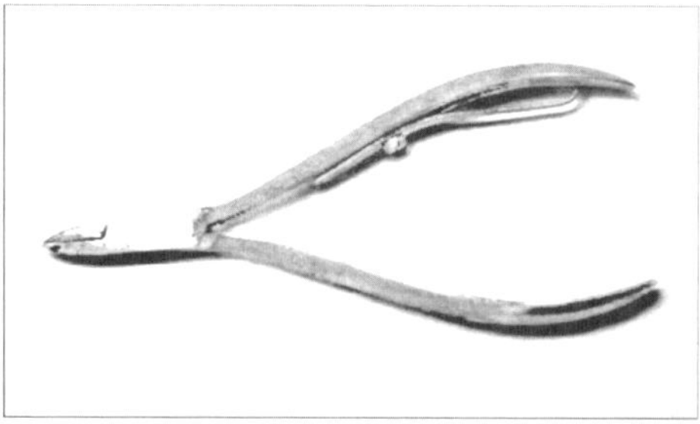

Abbildung: Verrostete oder verrottete Instrumente stellen eine erhebliche Verletzungs- und Kontaminationsgefahr dar. Die Reinigung und Sterilisation ist zudem erheblich schwieriger.

Richtige Instrumente an Haut und Nagel

Falzbehandlung

Besser das stumpfe Sondiermesser und kein scharfes Skalpell im Falz verwenden

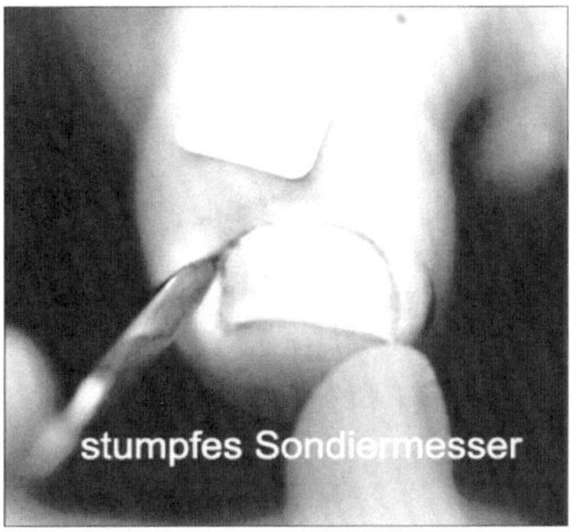

Wenn schon Skalpell, dann scharfes Skalpell

Unscharfe Messer führen zu unsicherer Schnittführung, größerer Verletzungsgefahr und verursachen mehr Beschwerden.

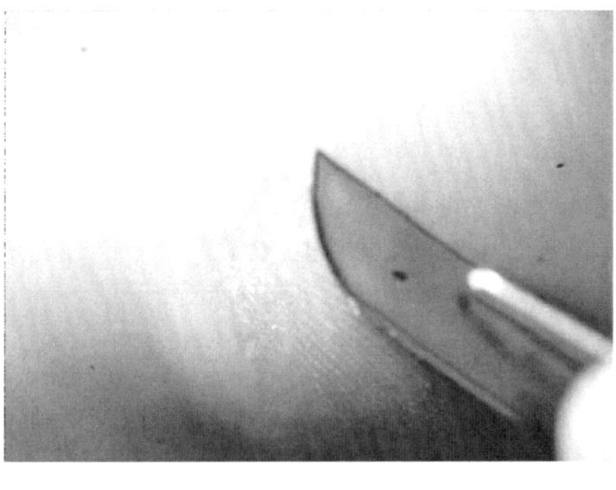

Fräser im Falz

Wenn schon, dann besser Kugelfräser als Hohlfräser

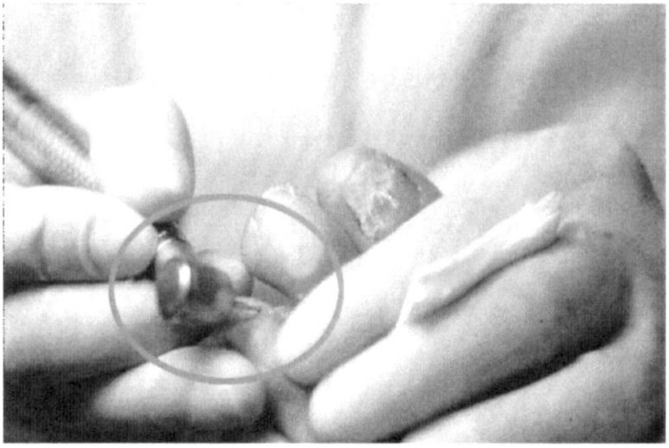

Die Hohlfräse im Nagelfalz ist im KO –Katalog einer qualitätsbewußten Podologieschule aufgeführt. Das heißt, wer damit in der Prüfung erwischt wird, ist durchgefallen.

Ausreichende Instrumentensätze

Es versteht sich von selbst, daß die Zahl der Instrumente ausreichend sein muß. Wer zu wenig Instrumente hat, wird bei der Hygiene und der Pflege nur allzugern bereit sein, Kompromisse zu machen. Die Erfahrung lehrt, daß dann die Skalpelle zu wenig oft geschliffen werden, ebenso die Scheren und Zangen.
Zur Standardausrüstung und zum System gehört auch, daß die Instrumente in Sätzen vorliegen und jeweils auch satzweise sterilisert und gelagert werden. Dann sind z.B. beim Hausbesuch auch meist die richtigen und alle benötigten Instrumente dabei.

Thema 10
Fehler bei der Befunderhebung

Nichtbeachtung von Schwachstellen

Nagelecken, Aufsplitterungen, Nischen und aufgerauhte Oberflächen der Nägel sind Angriffspunkte für Keime sowie mechanische und chemische Schadstoffe.

Freie vordere Nagelkanten sind Schwachstellen und sind glatt zu schleifen bzw. zu entgraten. Daher empfiehlt es sich, den freien vorderen Nagelrand mit einer Nagelschutzcreme oder ähnlichem zu verschließen.

Nageloberflächen sind nicht aus reinem Aktivismus zu Schleifen. Die harte dorsale Nagelschicht ist ein Schutz und gegen viele Pilzinfektionen auf Grund ihrer Zusammensetzung resistent. Wer diese dorsale Nagelfläche durch Schleifer oder Fräser aufreißt, eröffnet den Pilzen Eintrittspforten und schafft somit Schwachstellen. Chemische Schadstoffe, Überfeuchtung im Gummistiefel und mechanische Schäden durch enge Schuhe, Traumatisierung beim Sport etc. führen dann leichter zum Schaden oder einer Wachstumsstörung am Nagel.

Die Unsitte, intakte Nageloberflächen „aufzureißen", grassiert vor allen Dingen für kleine Schönheitsfehler wie Beau-Reilsche Linien, die oft als kosmetisch störend empfunden und daher abgeschliffen werden. Viele dieser Oberflächenveränderungen wachsen jedoch innerhalb eines halben Jahres mit dem Nagel aus.

Angriffspunkte für Pilzbefall

Die Angriffspunkte für den Pilzbefall sind wissenschaftlich für die einzelnen Pilzarten bereits ausreichend definiert. Sie ergeben sich aus den verschiedenen Einteilungen wie DSO, PSO, WSO, CO (vergleiche Seite 264 im Band „Podologische Dermatologie", erschienen im Verlag neuer Merkur, München ISBN 3-929-360-21-7). Bei jeder Manipulation am Nagel sind diese Erkenntnisse zu berücksichtigen und an den betreffenden Stellen ist auf Anfangssymptome zu achten.

Frühsymptome bei Erkrankungen wie Diabetes

Trockene Haut, Blasen, Nekrobiosis, beginnende Nekrosen, Infektionen.
Eine häufige Fehlerquelle ist das Übersehen von typischen Frühsymptomen beim Diabetischen Fußsyndrom. Das gleiche gilt für die diabetesunabhängige Arteriosklerose.
Eine ganze Reihe von Schadensersatzprozessen befaßte sich bereits mit den Folgen podologischer Manipulationen an Zehen, nachdem eine ausgeprägte Grundkrankheit wie zum Beispiel Diabetes zur Nekrose und Amputation eines Zeh führte.
Nicht selten führt ein Ischämieschmerz an einem Zeh, vergesellschaftet mit einem eingewachsenen Nagel oder einer Hyperkeratose einen Patienten in die Praxis eines Podologen. Immer wieder kommt es vor, daß der Podologe fehlerfrei den Nagel befreit oder die Hyperkeratose entfernt und ein paar Tage später die Zehe nekrotisch wird, weil eben die Durchblutung schon längere Zeit lang schwer gestört ist und dann plötzlich nicht mehr ausreicht. Das menschlich verständliche Kausalitätsbedürfnis läßt aber manchen Patienten glauben, die Ursache wäre nicht die Gefäßerkrankung, sondern die Maßnahme des Podologen. So kommt es immer wieder zu Regressansprüchen, die jedoch zu vermeiden sind, wenn eine

genaue Anamneseerhebung erfolgt und der Patient auf mögliche behandlungsunabhängige Verläufe hingewiesen wird. Ähnliche Fälle, aber ohne Schmerzaffektion, sind zu beobachten, wenn eine diabetische Neuropathie vorliegt, der Patient also nichts spürt und

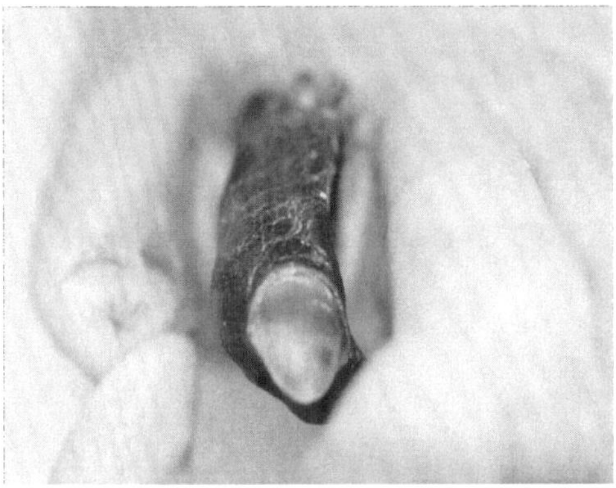

Tage nach der Behandlung bemerkt, daß eine Zeh schwarz wird. Bei der Erklärungssuche nach der Ursache verfallen manche Patienten dann auf den Podologen als Übeltäter und klagen.
Daher ist es wichtig, solche Geschehnisse vorauszuahnen, Frühsymptome zu erkennen und am besten auf die Behandlung an diesem Fuß zu verzichten. Hier ist der Arzt auf jeden Fall einzuschalten.

Statischer Fußschmerz

Diffuse Schmerzen im Fuß haben oft eine statisch-orthopädische Ursache. Die Zuordnung der Ursache ist manchmal schwierig, da der Dehnungsschmerz von Kapseln und Bändern oft fortgeleitet wird. Neben Durchblutungsstörungen und neurologischen Syndromen kommen auch noch andere Gründe für dic Beschwerden in Frage: diabetische Osteoarthropathie (limited joint mobility), Ermüdungsbrüche, Entzündungen etc.

Auch Fersenschmerzen sind nicht immer einer Warzc, einem Fersenbeinsporn oder einem Hühnerauge zuzuordnen. So kann der Fersenschmerz durchaus ein Frühsymptom eines Morbus Bechterew sein.
Der Podologe sollte sich dabei nicht auf eigene Faust auf das

Abenteuer der Diagnosestellung einlassen. Manche agieren hier ohne Grenzen. Im Interesse des Patienten sollte aber bei diffusen Schmerzen im Fuß auf jeden Fall eine ärztliche Diagnostik erfolgen.

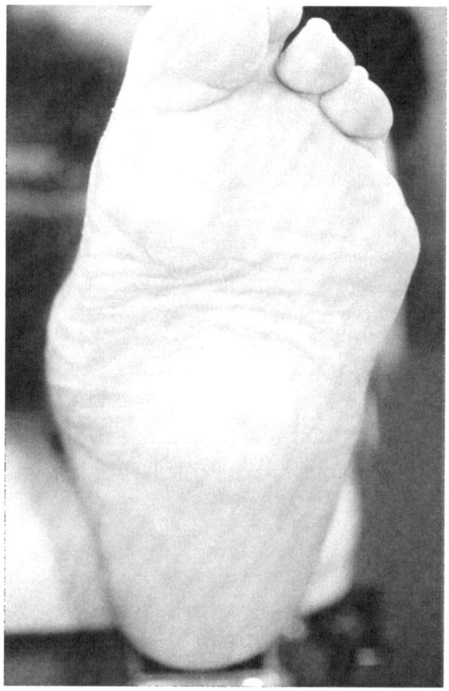

Abbildung: Charcotfuß.
Das Endstadium der Osteoarthropathie bei Diabetes mellitus ist der Charcot-Fuß. Die Schmerzen treten schon bei Beginn der Gewölbesenkung auf, ohne zunächst auf die Grunderkrankung hinzuweisen.

Nichterkennung von Befunden

Schlampige Untersuchung

Ursache ist meistens Zeitnot. Fehlende Systematik führt zum Übersehen von krankhaften Befunden. Immer wieder beobachtet man auch bei der Staatlichen Prüfung, daß nach Befunden zwischen den Zehen nicht gefahndet wird. Mazerationen und Hühneraugen werden übersehen, Mykosen nicht erkannt. Auch hier ist Zeitnot und mangelnde Konzentration die Hauptursache.

Fibrome von Warzen differenzieren.

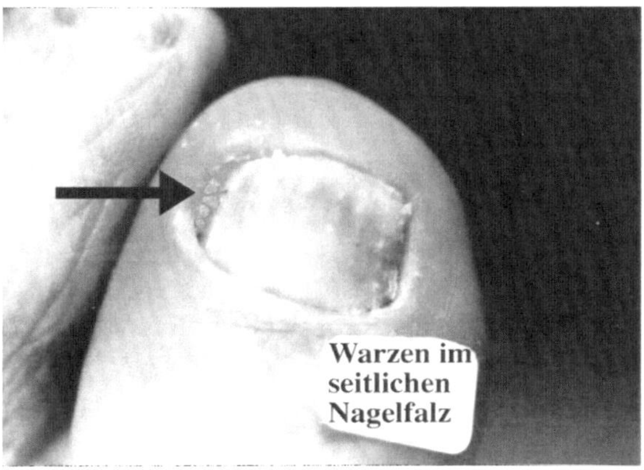

Abbildung:
Koenentumore. Sie wurden in obigem Fall mit Warzen verwechselt. Koenentumore sind Fibrome und entstehen nicht durch eine Infektion.

Mykosen von Leukonychien unterscheiden

Leukonychien und Leukopathien sollte man voneinander differenzieren können. Auch sollte der Podologe in der Lage sein, Mykosen von Morbus Bowen oder einer Psoriasis etc. zu unterscheiden. Daher ist die dermatologische Effloreszenzenlehre ein wichtiges Thema im Ausbildungskatalog.

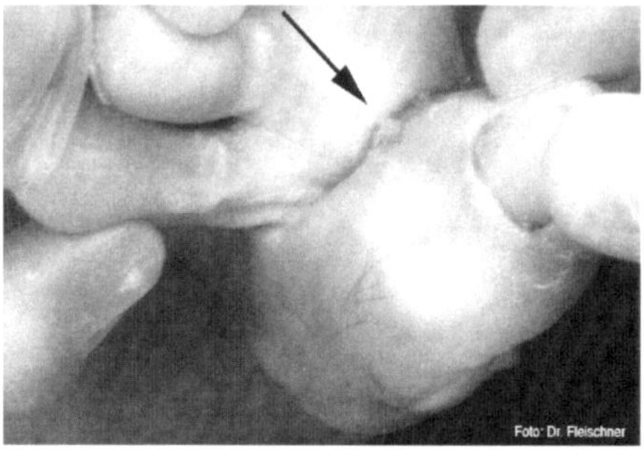

Abbildung: Befunde zwischen den Zehen werden oft übersehen.

gutartige von bösartigen Tumore unterscheiden

Hyperkeratosen von Exostosen auseinanderkennen

Falscheinschätzung der Hautbeschaffenheit vermeiden

Fehlinterpretation z. B. bei diabetischen Blasen ausschliessen

Pernionen nicht mit Hyperkeratosen verwechseln

Schmerzen bei beginnenden Ermüdungsbrüchen zuordnen

Neuropathie nicht falsch einschätzen oder unterschätzen

Amputationsfallen beachten

Unvorsichtiges Vorgehen oder Vorgehen ohne Überlegung, ob es nicht eine gravierende Ursache für den vorliegenden Befund gibt, kann eine Katastrophe auslösen.
Vor dem Beginn der Behandlung ist zu fahnden nach:
Vorstadien von Nekrosen bei Arteriosklerotikern,
subkutane Nekrosen,
Schwielennekrosen,

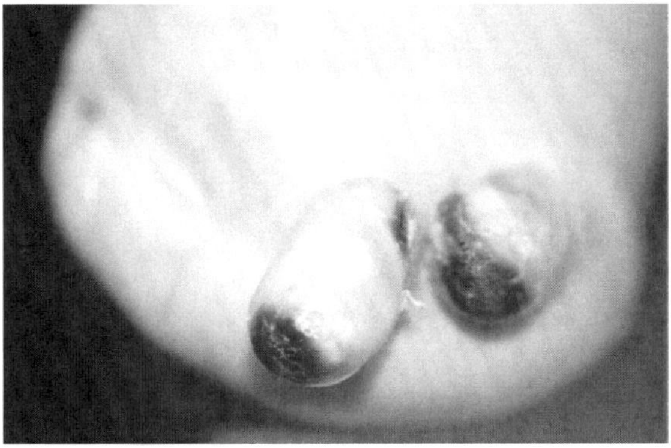

Abbildung: Vorstufen der Amputation Akrale Nekrosen sind oft Hinweise auf eine drohendeAmputationdesgesamtenFusses.

diabetischen Befunden
wie Panzerschwielen, Hauteinblutungen oder lokalen Ischämien, einer beginnender Infektion.
Bei verdächtigen Befunden sind (z. B. Vorstadien des DFS) und bei Befundverschlechterung ist sofort der Arzt/Facharzt einzuschalten, insbesonders bei:
a) Stoffwechselentgleisung, b) fragliche Op- Indikation,
c) Infektion und Indikation zur antibiotischen Behandlung,
e) Demarkation,
f) Panzer- oder Dornschwiele mit Unterblutung,
d) Indikation zur Polsterimplantation nach Balkin.

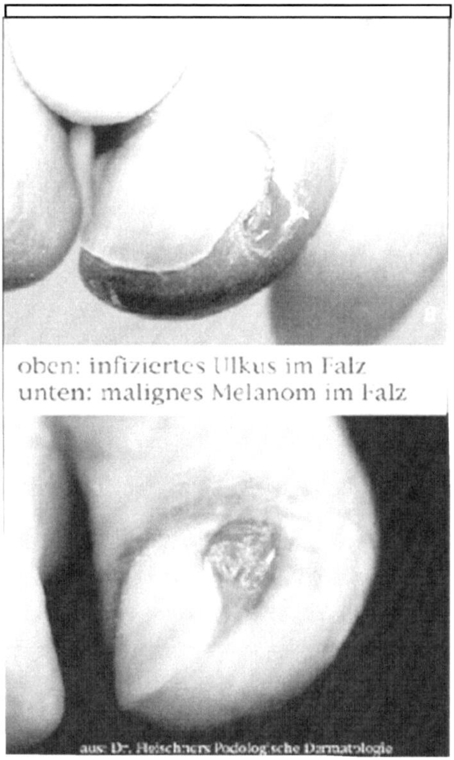

Abbildung: Nagelrandulzera. Hinter einem Hautulkus kann auch ein bösartiger Tumor stecken. Ulzera ohne Heilungstendenz müssen immer abgeklärt werden.

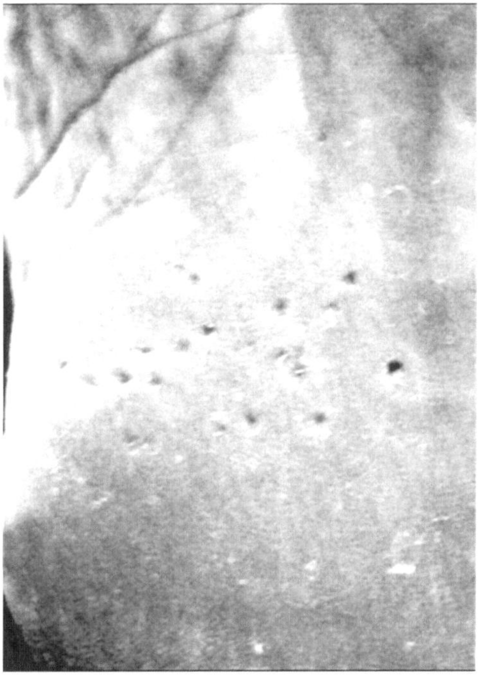

Abbildung: Helomata miliaria.
Man sollte sie nicht mit Hühneraugen oder Warzen verwechseln. Zu ihrer Entfernung genügt eine Hautzange oder ein Skalpell.

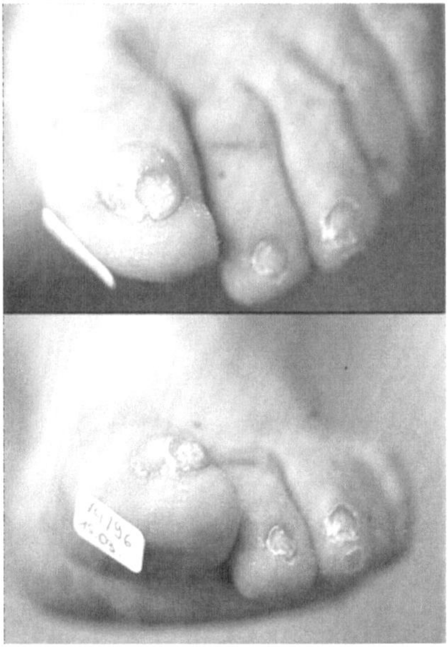

Abbildung: Falsche Indikation für die Spangentherapie.
Bei einem erheblich verdickten Holznagel ist das Anbringen einer Nagelspange nicht gerechtfertigt. Bei einer derartig verdickten Nagelplatte ist der therapeutische Effekt praktisch Null. In solchen Fällen muss der Nagel ausgedünnt werden. Abhilfe schafft oft nur eine chirurgische Entfernung. Dann muß der nachwachsende Nagel aber regelmäßig podologisch kontrolliert werden.

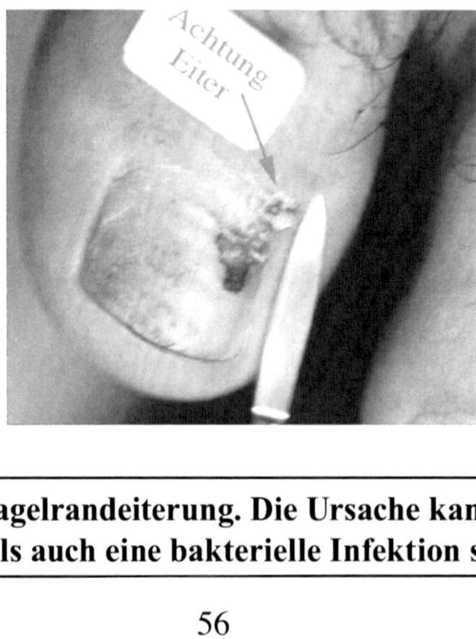

Abbildung: Nagelrandeiterung. Die Ursache kann sowohl eine Mykose als auch eine bakterielle Infektion sein.

Thema 11
Fehler bei der Indikation

Bei einfachen Befunden wird mit oft mit schweren Geschützen aufgefahren. Daraus resultieren leicht Verletzungen.
Deswegen ist für den Podologen als Profi unter den medizinischen Fußpflegern eine gute Ausbildung notwendig. Der richtige Geräteeinsatz ist ebenso wichtig wie die Behandlungsmethode, für die man sich entscheidet: Keratolyse oder Ätzen – Hobeln oder Schleifen – Naßturbine oder Trockenschleifer? Entscheidend ist nicht nur das medizinische Wissen sondern auch die Beherrschung der Behandlungstechnik.

Vor Indikationsstellung Ursache abklären

Gerade Nagelrandeiterungen können verschiedene Ursachen haben. Ist der Nagel schwarzgrau verfärbt, steckt oft eine Candidamykose dahinter. Ist ein Teil des Nagels zerstört, kann auch ein Tumor dahinterstecken. Die Ursache muß jedoch geklärt werden. Ein Podologe hat hier auf jeden Fall einen Arzt hinzuzuziehen. Die Reihenfolge der Untersuchung, der Vorbehandlung und des Behandlungsablaufes sollte in einer Praxis von allen gleich eingehalten werden:

Vom systematisierten Ablauf her ist als grobes Schema vorzuschlagen:

Lagerung,
Reinigung,
Inspektion,
Palpation,
Prüfung und Lockerung der Gelenke
Hornhaut behandeln,
Nägel behandeln.

Hautdesinfektion

Bei infizierten Wunden oder Ulzera sind immer zuerst die nicht kontaminierten Areale behandeln. Ansonsten droht eine Keimverschleppung vom Infektionsherd in gesunde Areale. Ähnlich geht man beim Desinfizieren vor. Mit einem getränkten Tupfer führt man am besten kreisförmige Bewegungen aus und zwar vom gesunden Gewebe her immer zentraler zum Infektions- oder Eiterherd (siehe Abbildung unten).

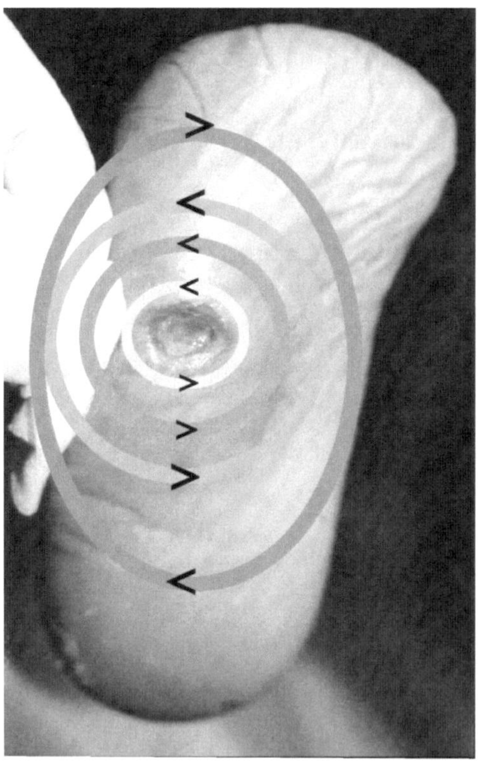

Thema 12
Systematik an Haut und Nagel

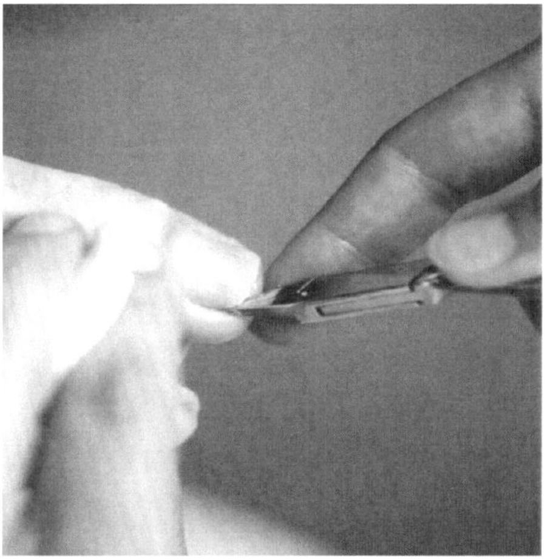

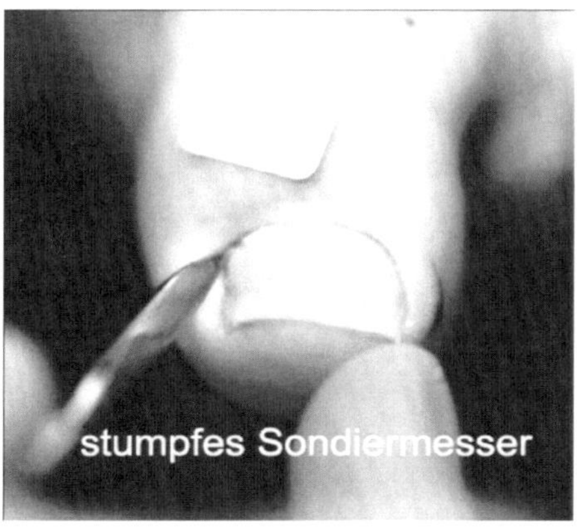

Skalpell- und Zangenführung.
Eine Sache von Ausbildung und Übung

Skalpelltechnik und Zangenführung

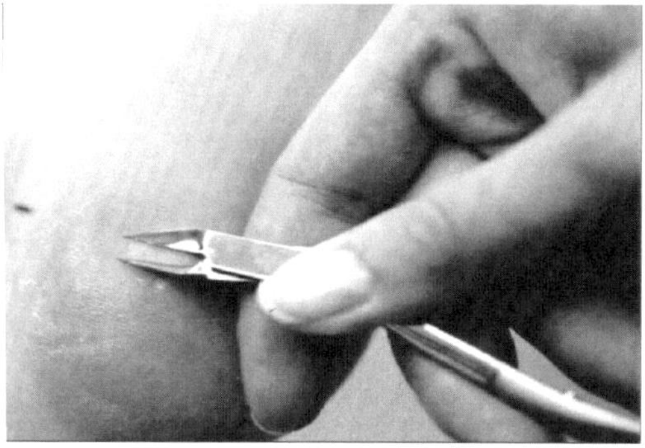

Angriff auf das Hühnerauge

Beim Clavus molle ist die Hautzange für Geübte eine ideales Instrument. Fräser und andere hochtourigen Schleifgeräte entwickeln Hitze und können dadurch die Haut schädigen.

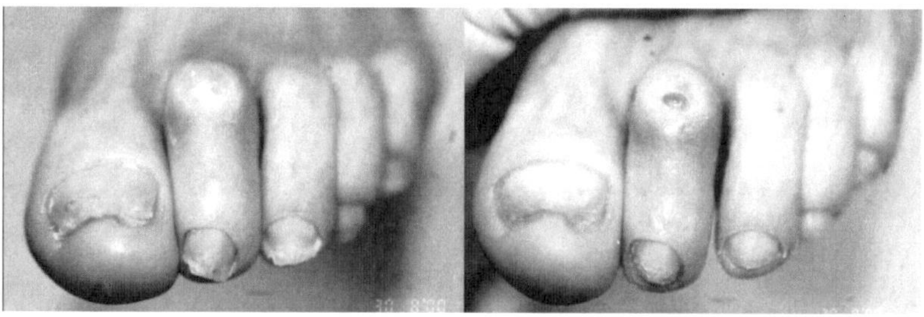

Beim Entkernen des Hühnerauges an exponierten Stellen ist natürlich Vorsicht geboten. Könner sind in der Lage, die lokale Hyperkeratose ohne Schädigung der papillaren Blutgefäße, das heißt ohne Blutung komplett zu entfernen. Dies gelingt nicht immer, sollte jedoch bei Risikopatienten wie Diabetiker durch belassen

einer «Sicherheitsschicht» vermieden werden.
Dies soll jedoch nicht dazu verleiten, daß im Routinefall die Sorgfalt leidet und Hühneraugen nicht vollständig entkernt werden.

Beim Clavus miliaris ist die Hautzange ebenfalls erlaubt. Ihr Einsatz ist auf jeden Fall besser, als mit dem Hobel mehrmals an der gleichen Stelle die Haut auszudünnen. Es versteht sich aber von selbst, daß die Hautzange scharf geschliffen sein muß.

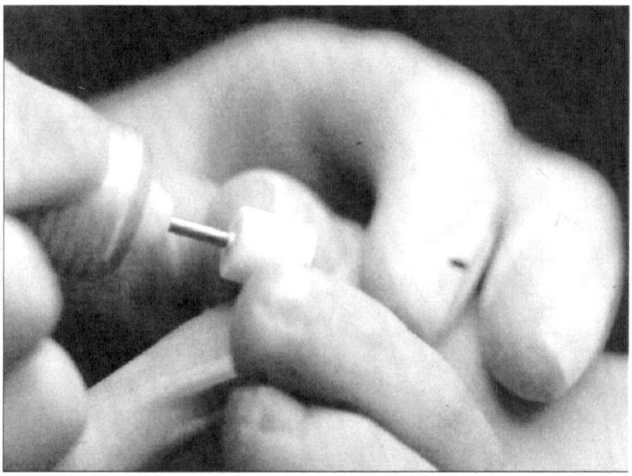

Abbildung: Nagelschleifen.
Das Schleifen der Nageloberfläche ist eine weit verbreitete Untugend. Im Gegensatz dazu wird selten der rauhe, von der Zange oder der Schere aufgesplitterte Nagelvorderrand glattgeschliffen oder "gebrochen".

Das Schleifen der Nagelplatte sollte man sich gut überlegen. Ist es überhaupt notwendig oder wird dadurch nur die gesunde Oberfläche geschädigt. Dies eröffnet dem Nagelpilz eine Eintrittspforte und beraubt den Nagel seines natürlichen Schutzes gegen Chemikalien etc. Das Entgraten des Nagelvorderrands ist jedoch zu empfehlen, um Aufsplitterungen zu vermeiden und scharfe Kanten zu entschärfen, die zur mechanischen Schäden und „Hängenbleiben" im Strumpf führen können.

Eiter hat seine Ursachen

Man sollte Eiterblasen nicht einfach eröffnen, ohne sich über die möglichen Ursachen klar zu sein. Insbesonders Hühneraugen, die auf Eiter sitzen, sind ein Hinweis auf eine traumatische oder infektiöse Ursache. Eine ausgiebige Anamnese und Fahndung nach weiteren eitrigen Stellen ist notwendig, um nicht eine Systemerkrankung etc. zu übersehen. Oft ist das „Hühnerauge" aber eine Reaktion auf eine Minimalverletzung (z.B. Eindringen eines spitzen Fremdkörpers).

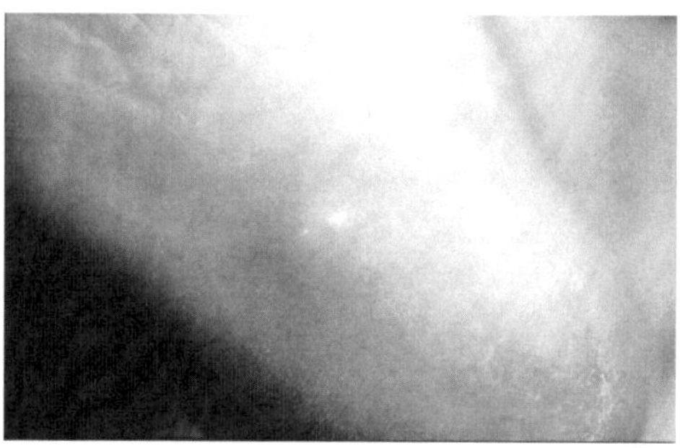

Röhrennagel nicht als Abfalleimer verwenden

Turm oder Röhrennägel kann man natürlich soweit abschleifen, bis jene nicht mehr am Strumpf hängenbleiben. In den verbleibenden Hohlräumen an der «Turmspitze» entstehen dadurch Sammelstellen für Fussel, Schmutz und anderes Irritationsmaterial. Nur die Spitze abschleifen ist daher eine unbefriedigende Lösung und man sollte mit dem Patienten andere Lösungen besprechen wie z.B. Nagelextraktion, Spange, Nagelplatte verdünnen, Unterfütterungsplastik etc. Der offene Vorderrand ist auf jeden Fall eine gute Eingangspforte für Nagelpilze. Schräge, großflächige Nagelvorderkanten sollten versiegelt werden.

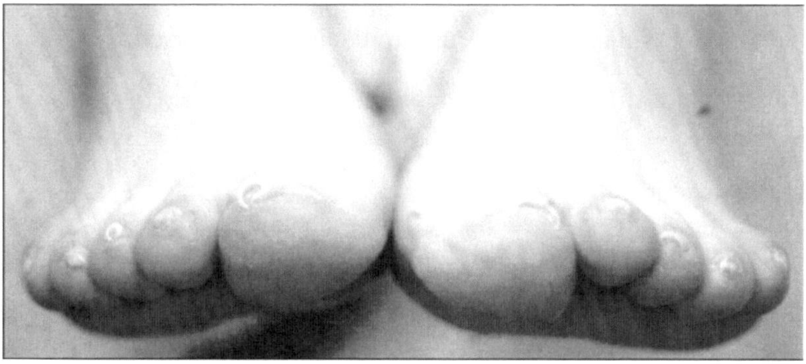

Schwiele und zentraler Clavus

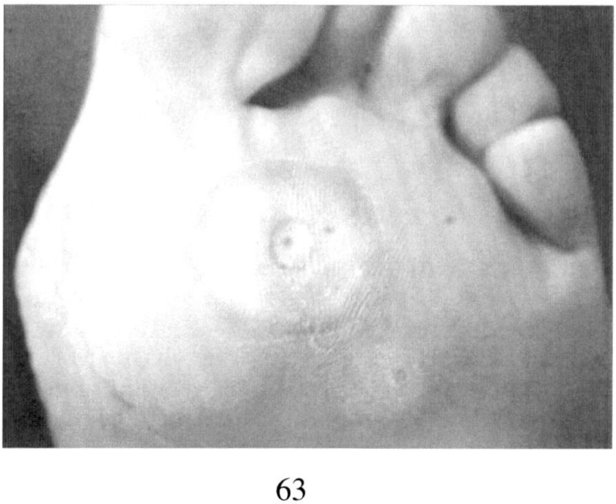

Findet man inmitten einer Schwiele einen zentralen Clavus, so ist nicht nur dieser zu entfernen. Auch die gesamte verdickte Hornhaut um den Clavus herum ist auszudünnen und somit zu elastizitieren. Es besteht sonst die Gefahr, dass sich eine Panzerschwiele bildet. Deren plattenartige Konsistenz führt durch Verschiebung der Papillenschicht leicht zu subepidermalen Blutungen.

Die dabei entstehenden flachen Hämatome können der Boden für eine massive Infektion oder ein großflächiges Ulkus sein.

Man muß davon ausgehen, daß unter den Zentren der Panzerschwielen die Statik der Fußknochen verändert ist und der Druck sowie die pathophysiologischen Reize zur Neubildung von Keratinozyten erheblich verstärkt ist. Deshalb ist es immer notwendig, die statischen Verhältnisse an der Fußsohle zu untersuchen und für Entlastung oder Änderung der Biomechanik zu sorgen. Wer nur immer die Hornhaut entfernt, ohne Ursachenforschung zu betreiben, handelt nicht verantwortungsvoll.

Hühneraugen und Warzen komplett entfernen

Bei der Extirpation eines Hühnerauges ist darauf zu achten, dass dieses auch komplett entfernt wird. Hier ist aber auch ein großes Maß an

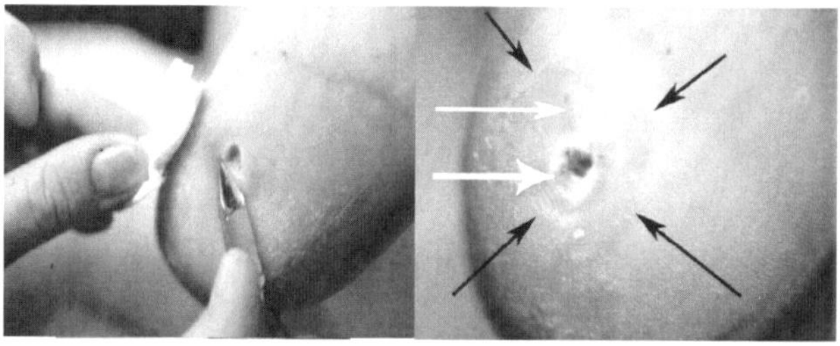

Entfernt man Warzen oder deren Reste mechanisch oder manuell, z.B. nach Keratolyse oder Ätzen, so muß der Warzengrund ebenfalls soweit wie möglich entfernt werden. In der Regel befinden sich an der Basis der Warze die aktiven Nester der Warzenviren. Verbleiben diese, ist die Gefahr eines Rezidivs sehr groß. Wer Warzen behandelt, sollte über die verschiedenen Methoden auch theoretisch informiert sein.

Geschicklichkeit und ebenfalls ein gutes Instrumentarium erforderlich. Es ist nicht nur der Boden des Hühnerauges exakt zu säubern sondern auch der Hornhautrand mit Feinarbeit auszudünnen. Es empfiehlt sich, den nässenden Grund vorher abzudecken, bzw. mit einer Gaze auszustopfen.

Frühzeitig aufhören

Wer einen Clavus abträgt bzw. eröffnet, muss spätestens dann aufhören, wenn der erste Blutstropfen austritt. Die Stelle ist zu desinfizieren und staubdicht bzw. steril zu verschließen. Wer noch in der Nähe weiterarbeiten muß, hat auf jeden Fall abzudecken. Liegt die Läsion an einer exponierten Stelle muß auf jeden Fall ein Polster oder ein ausreichender Druckschutz angebracht werden.

Rhagaden vermeiden

Jede größere Schwiele und jede starke Hyperkeratose kann aufreißen und eine Rhagade verursachen. Deshalb sollte man dicke Schwielen und ausgeprägte Hyperkeratosen auf jeden Fall ausdünnen und elastizitieren. Bei Hyperkeratosen erkennt man die gefährdeten Stellen am Verlauf der meist deutlich sichtbaren Keratoselinien.

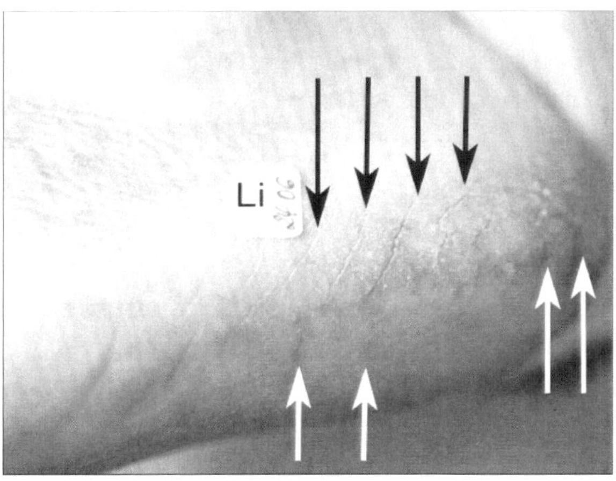

Blutblasen steril anstechen

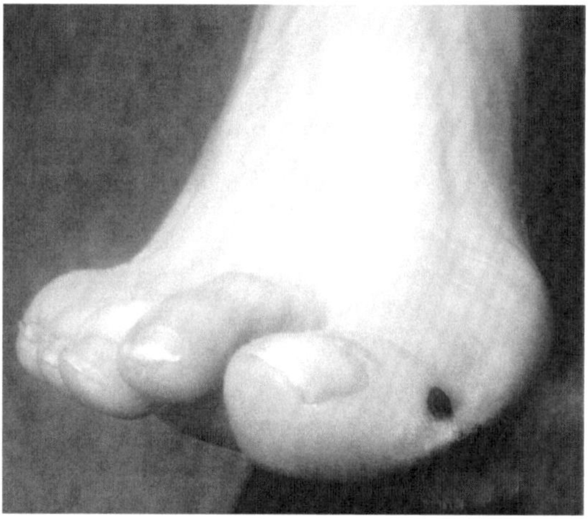

Blutgefüllte Blasen sollten angestochen werden und zwar an der untersten Stelle, damit das Blut und der Blaseninhalt ablaufen kann. Die Blasenhaut ist erst ein paar Tage später abzutragen. Natürlich geschieht das unter sterilen Kautelen. Die Ursachen, z.B ein Marschtrauma oder eine Clavus (siehe Pfeil) ist zu eruieren und natürlich so schnell wie möglich auszuschalten. Ansonsten besteht die Gefahr der weiteren Einblutung und Geschwürsbildung. Vorsicht beim Diabetiker oder Arteriosklerotiker.

Gleiches gilt natürlich auch für seröse, mehr oder weniger mit klarer Flüssigkeit gefüllte Blasen. Ist die Flüssigkeit trübe, besteht der Inhalt möglicherweise nicht nur aus weißen Blutkörperchen sondern aus Krankheitserregern. Im Verdachtsfall ist eine Untersuchung auf pathogene Keime notwendig.

Geschlossene Wunden nicht in offene verwandeln

Das Abtragen von Nekrosen oder Wundschorf bereitet in der Regel keine größeren Schwierigkeiten. Diese, wenn auch minderwertigen Gewebe, stellen jedoch auch einen natürlichen Schutz gegen

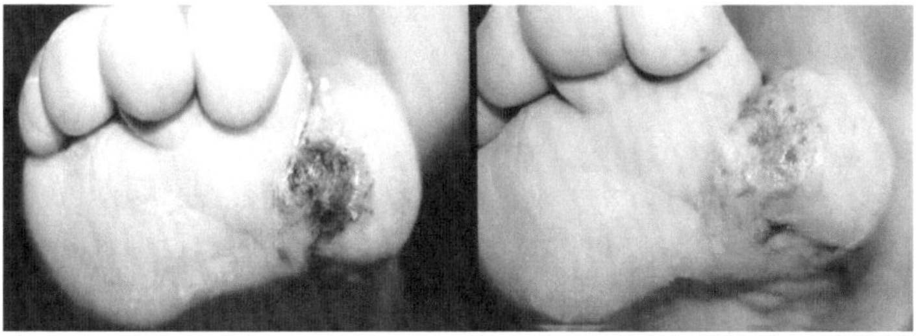

Abbildung: Zustand vor und nach Schorfentfernung. Der dunkle, reizlose und nicht infizierte Schorf wurde entfernt. Die Wunde ist jetzt offen und ohne natürlichen Schutz. Gefährlich ist das in der Belastungszone von Amputationsnarben (Abb.unten)

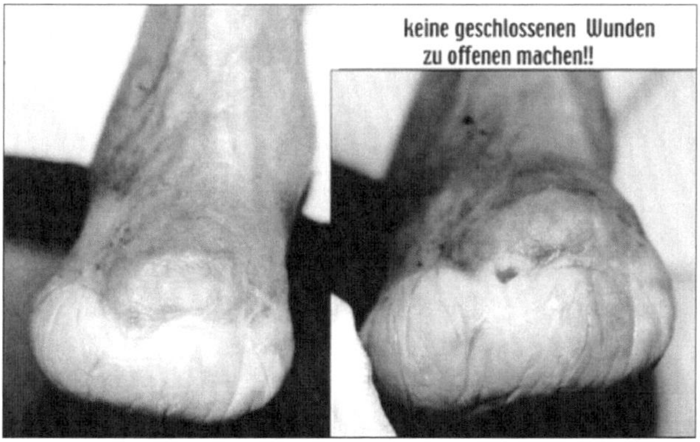

äußere Einflüsse und Infektionen dar. Entfernt man diese natürlichen "Deckel", ist die Wunde ohne Abdeckung. Vor dem

Abtragen oberflächlicher Nekrosen und Wundschorf sollte daher ein Arzt mit Erfahrung in der Wundbehandlung eingeschaltet werden. Gerade am Fuß sind Naturgewebe ein besserer Schutz als Verbände, die verrutschen können und nicht immer keimfrei sind. Es ist gelegentlich notwendig, Wundschorf, totes oder infiziertes Material sowie Nekrosetaschen zu entfernen, um die Wundoberfläche sauber zu halten und Einrisse oder andere mechanische Störfaktoren auszuschalten. Von dieser Indikationsstellung her ist natürlich auch das Abtragen von Hyperkeratosen gerechtfertigt.
Die Wundbehandlung hat mit neuen Methoden und neuen Materialien in jüngster Zeit Fortschritte gemacht. Doch bei aller Fortschrittsgläubigkeit sollte man die Physiologie der Wundheilung nicht vernachlässigen. Zudem gilt auch in unserem Gesundheitssystem das Gebot der Wirtschaftlichkeit. Nicht alles, was teuer ist, ist auch wirtschaftlich.

Petechiale Blutungen sind ein Warnhinweis

Beim Ausdünnen der Hornhaut im Bereich einer Narbe, z.B. Beseitigung einer Schwiele (= lateinisch Callus und griechisch Tyloma), ist es manchmal eine Gratwanderung, die Hornhaut soweit auszudünnen, daß diese elastisch genug ist, aber noch eine ausreichende Schutzfunktion hat. Die Fingerprobe gestattet eben noch eine Faltenbildung. Eindeutig zuviel wurde abgetragen, wenn sich an der Oberfläche petechiale Blutungen (Punktblutungen) bilden. Hier ist anschließend eine normale Wundversorgung durchzuführen.

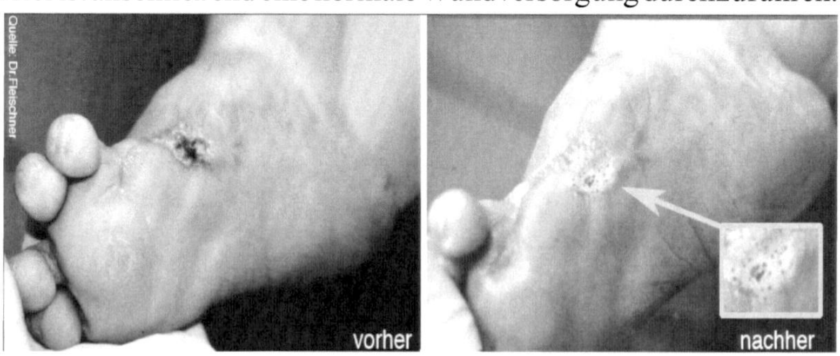

Thema 13

Fehler bei der spezifischen Behandlung

Übertriebener Aktivismus

Nageloberfläche nicht öffnen

Mancher ist geneigt, zu viel des Guten zu tun. Man sieht das immer wieder an Nägeln, welche in falsch verstandenem Aktivismus abgeschliffen wurden, obwohl ihre Oberfläche intakt war oder nur ein paar Altersveränderungen aufwies, wie z. B. Streifen, Perlschnurbildungen oder ähnliches. Dies ist nicht notwendig, eher schädlich, da man die Oberfläche des Nagels öffnet und Angriffsflächen für Pilze etc. schafft.

Psoriasisnagel nicht einfach ausfräsen

Psoriasisnägel haben zum Teil sowieso schon Areale schlechter Nagelqualität. Wer hier noch obendrein den Schleifer oder Fräser ansetzt, schädigt zusätzlich unnötig die Nagelsubstanz. Dies gilt auch für subunguale Veränderungen wie das Ölfleckphänomen, das gelegentlich mit Nagelpilz verwechselt wird.

Den Nagel nicht zu weit zurückschneiden

Das Sohlenhorn dichtet das Nagelbett nach vorn ab. Auch wenn ersteres nicht immer als deutlicher Wulst sichtbar ist, stellt es eine elastische und natürliche Barriere des Nagelbettes unter dem freien Nagelrand dar. Wird dieser zu weit zurückgeschnitten, ist der Zugang zu Nagelbett vom Vorderrand her ungeschützt.

Kutikula nicht zu weit zurückschneiden oder zurückschieben.

In der Kosmetik ist es üblich, die Kutikula zurückzuschneiden oder mit Instrumenten zurückzuschieben, damit es zu keinem Einreißen kommt. Agressive Manipulationen an der Kutikula führen gelegentlich zu Schäden an der Matrixoberlippe und diese wiederum beeinträchtigen das Wachstum an der dorsalen Schicht des Nagels, was zu deutlich sichtbaren, periodisch erscheinenden weißen Nagelquerstreifen führt.

Canaliforme Dystrophien ausschleifen

Es handelt sich dabei um eine veranlagungsbedingte Fehlform der Nagelplatte, die gelegentlich eine Leukonychie durch Pilzbefall vortäuscht. Wer hier fräst oder schleift, setzt einen Zusatzschaden. Deswegen ist die Kenntnis von den verschiedenen Nagelveränderungen so eminent wichtig. Wenn aus kosmetischen Gründen Schleifen oder Ausfräsen gewünscht wird, sollte man hinterher einen Nagelschutz oder eine Teilprothetik aufbringen.

Keine fraglichen Befunde behandeln

Eröffnen von unklaren Befunden, insbesonders beim Diabetiker, ist dem Podologen untersagt. Einblutungen unter Panzerschwielen, beginnende Nekrosen oder Abszedierungen unter Schwielen sind mit Vorsicht anzugehen und wegen der Komplikationsgefahr - Ulkus, Amputation oder Infektion nur nach Anordnung des Arztes zu behandeln. Schon mancher Haftpflichtprozeß endete wegen unautorisiertem Handeln zu Ungunsten des podologischen Fußtherapeuten.

Nagelmykosen erkennen und exakt ausfräsen

Nagelmykosen sind eine Hauptindikation für den Fräser. Ein geübter Podologe fräst die befallenen Bezirke aus, ohne das Nagelbett weiter zu beschädigen. Wer das nicht beherzigt, wird enttäuscht sein, wenn der Nagel keine ausreichende Haftung mehr hat, weil die Nagelleisten zerstört sind. Auch die Hitzeentwicklung beim Fräsen und Schleifen schadet. Deshalb wird zunehmend die Naßtechnik bevorzugt. Insuffizient ist, wenn man die Mykose weder erkennt noch weit genug ausfräst. Es versteht sich von selbst, daß hier mit Rückendeckung des Arztes gearbeitet wird. Dieser rezeptiert die Medikamente, die auf das ausgefräste Nagelareal aufgetragen werden. Dabei ist zu berücksichtigen, daß die Hauptaktivität des Nagelpilzes im Randbereich (Übergang zum gesunden Nagel) ist.

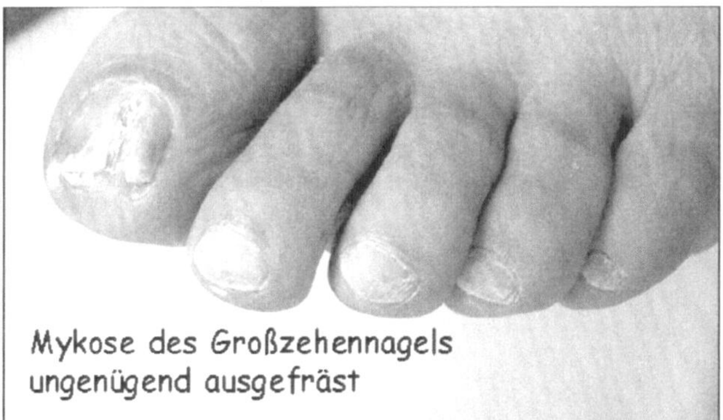

Mykose des Großzehennagels
ungenügend ausgefräst

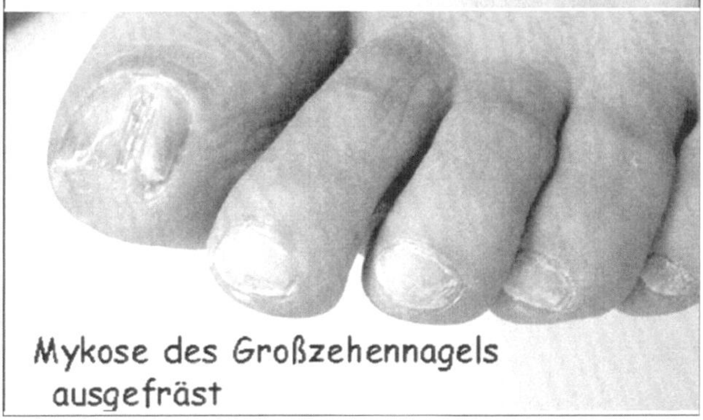

Mykose des Großzehennagels
ausgefräst

Schmerzfreiheit ist oberstes Gebot

»no Pain» ist das englische Schlagwort, welches die Grundvoraussetzung einer erfolgreichen Behandlung beschreibt. Wer den Patienten schindet, indem er ihn sticht, an ihm mit stumpfen Zangen zupft oder reißt, vielleicht gar mit einem stumpfen Skalpell grobe und unkontrollierte Schnitte setzt, sollte sich nicht wundern, wenn der Patient nicht mehr kommt. Ärztliche Berichte darüber gleichen zum Teil Schauergeschichten.

Falzprobleme

Falzausräumung beim beginnenden Unguis incarnatus

Mit dem stumpfen Sondiermesser ist manche Hyperkeratose, die im Falz Beschwerden macht und zur Schädigung und Entzündung führen kann, gut zu entfernen. Im unten abgebildeten Fall wurde die Nagelecke fast zu großzügig entfernt. Auch die Vorderkante ist sehr weit zurückgeschnitten, was am Abstand des vorderen Nagerandes zum Sohlenhorn erkennbar ist.

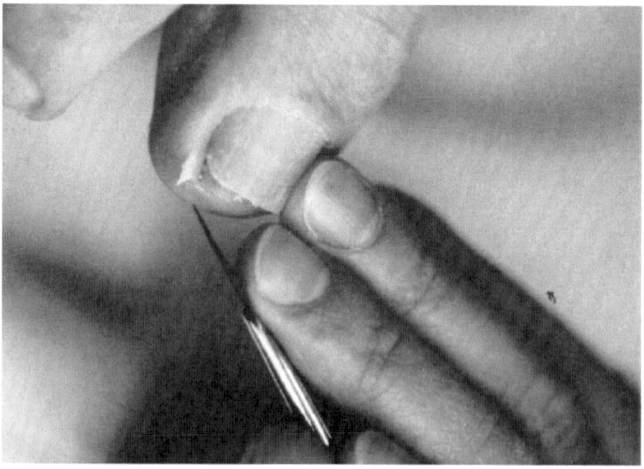

Tamponierung nicht vergessen

Bei Arbeiten im Nagelfalz sollte man nicht versäumen, hinterher den Falz zu tamponieren. Dies ist notwendig, um den Hyperkeratosereiz zu mildern. Außerdem wirkt die Tamponade wie ein Platzhalter und verhindert, dass sich die nachwachsende Nagelecke in das Falzgewebe hineinbohrt.

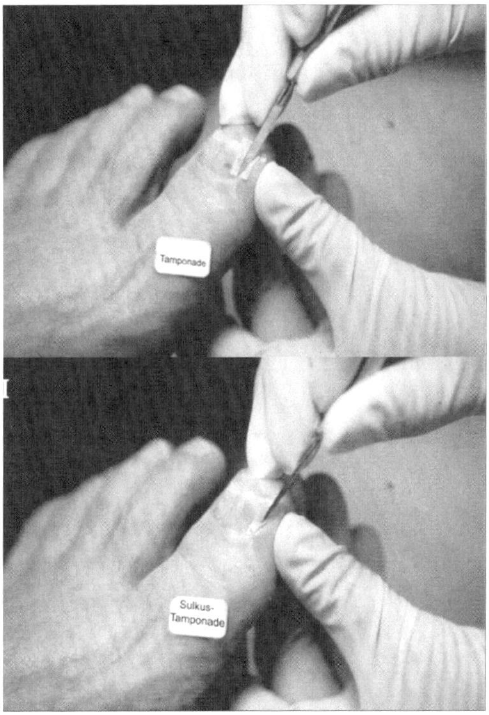

Auch nach dem Einbringen einer Nagelspange ist in der Regel eine Tamponierung erforderlich. Sie nimmt den Druck des Spangenhakens vom Falzgewebe. Zudem kann das Tamponadematerial dazu verwendet werden, Wirkstoffe im Falz anzuwenden.

Thema 14

Instrumentelle Fehlerquellen

Falscher Geräteeinsatz

Hobel, Fräser im Nagelfalz sind gefährliche Instrumente. Hitzeentwicklung verursacht bei falscher Schleiftechnik die Traumatisierung bei empfindlicher Haut, zum Beispiel beim Diabetiker. Auch sollte man nicht mit dem Hohlfräser im Falz arbeiten.

Beim Schleifen führt übertriebener Aktivismus dazu, daß die Haut zu sehr ausgedünnt wird und Erosionen entstehen. Das ist bei dystrophischen Hautkrankheiten und Diabetes besonders gefährlich, da aus Erosionen Ulzera entstehen können.

Abbildung:
Einige Instrumente und Geräteaufsätze dürfen nicht ohne besondere Vorsicht und richtige Indikationsstellung verwendet werden. Bei Verletzungen ist von Fahrlässigkeit auszugehen, weil der Einsatz nicht ohne Risiken ist. So ist beim Diabetiker wegen der schlechten Heilungstendenz und der Neuropathie die Benutzung nebenstehend abgebildeter Instrumente nicht angezeigt.

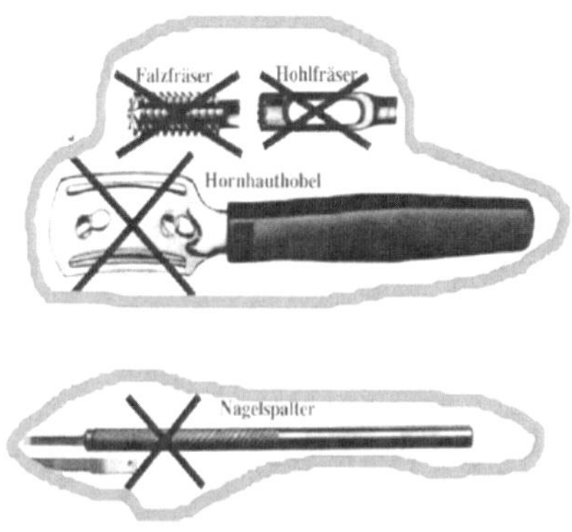

Gefährliche Instrumente bei Diabetesmellitus

Unachtsamkeit und mangelnde Konzentration

Wer nicht konzentriert arbeitet, übermüdet ist oder sich vom Patienten zu sehr ablenken läßt, gerät in Gefahr, das Therapieziel zu gefährden. Nicht selten wird ein Patient nur deswegen verletzt, weil der Therapeut nicht aufpaßt. Sollte es tatsächlich einmal zum Malheur kommen, ist in erster Linie die Beruhigung des Patienten und eine den medizinischen Grundregeln entsprechende Versorgung der Verletzungsstelle notwendig.

Defekte und ungewartete Instrumente

Stumpfe Messer, nicht geschliffene Scheren, verbogene Zangen oder Pinzetten führen zu Verletzungen oder mangelhaften Ergebnis. Außerdem sind sie nicht selten Grund für Schmerzen, die durch Zupfen, Zerren oder Einzwicken der Haut entstehen.

Ungeeignete und gefährliche Instrumente

Es ist daran zu denken, daß Kanülen, spitze Scheren und Feilen sowie Hobel gefährliche Instrumente werden können.

Der Patient ist gelegentlich unruhig, zuckt oder macht einen plötzlichen Lagerungswechsel, der zur unbeabsichtigten Verletzung führen kann. Hochtourige Schleifer erzeugen Hitze, die bei unempfindlichen Patienten leicht zu Epidermisschäden führen können. Solche Hitzeschäden sieht man bei der Naßtechnik weniger. Doch erfordert sie mehr Übung und ist von der Investition her teurer. Wie vorbeschrieben, ist beim Umgang mit dem Hobel besondere Vorsicht walten zu lassen. Wer einen Hobel benutzt, sollte den Querhobel wegen der besseren Übersicht bevorzugen.

Das gebräuchlichste und bei den Profis am meisten eingesetzte Messer ist das Skalpell. Mit diesem Schneideinstrument kann die geübte Hand dem sichtbaren Befund genauer folgen und die unterschiedlichen Schichtdicken der Hornhaut besser modellieren bzw. ausdünnen. Das Skalpell ist hier dem Hobel überlegen.

Bei wellenförmigen Schwielen gerät der Hobel leichter an die Keimschicht der Keratinozyten, was durch den Reiz die Neubildung von Hornhaut begünstigt. Wenn eine Papillomatose vorliegt, ist die Blutungsgefahr größer, weil der Hobel wie ein Rasenmäher wirkt. Ein guter Podologe sollte im Übrigen so geübt sein, daß er auf den Hobel in den meisten Fällen verzichten kann.

Gefährlich können auch grobe Raspeln werden. Sie reißen die Hautoberfläche auf. Sind Rhagaden vorhanden, ist leicht die

Grob vereinfachte Darstellung der Schnittführung bei Arbeiten an der Haut

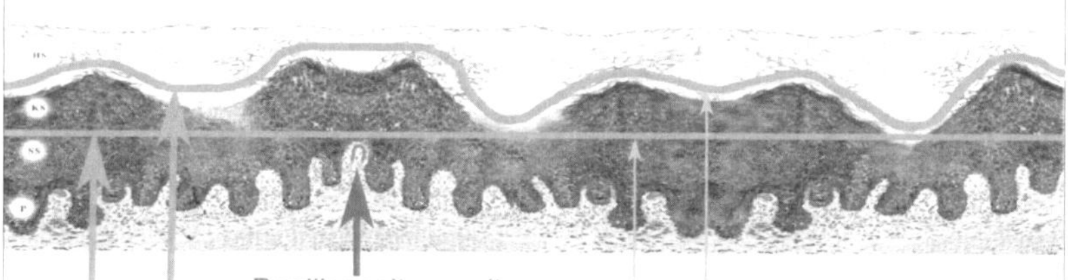

Unterhaut zu eröffnen, was die Ulkusgefahr erhöht. Zudem wird die Hautoberfläche aufgerauht und geöffnet, was das Eindringen von Pilzen erhöht.

Thema 15
Nagelspangen

Falsche Indikation

Spangen mit Endhaken sind nicht angezeigt bei periungualen Infektionen, Diabetes oder anderen Nagelerkrankungen. Man muß überlegen, welche Spange wann und wo anzulegen ist. Bei Diabetes mellitus ist das Stadium des diabetischen Fußsyndroms entscheidend, ob man eine Hakenspange oder eine Klebespange anbringt.

Bei bestimmten Befunden, zum Beispiel einer Nagelwallentzündung, sollte man den Einsatz von Spangen grundsätzlich in Frage stellen. Beginnende Infektionen muß man daher frühzeitig erkennen. Eine Spange stellt immer einen Fremdkörper dar, der zu Reizungen, Allergien und Aufrechterhaltung von Infektionen führen kann.

Ein mechanischer Irritationspunkt sind Spangenhaken im Falz. Grundsätzlich gilt: bei Infektion kein Einbringen von Fremdkörpern. Insofern sind in diesem Fall zunächst Klebespangen auf der Nagelfläche die erste Wahl. Auch muß überlegt werden, wie lange eine Spangentherapie dauern soll und wann man wegen mangelnder Erfolgsaussicht abbricht.

Kontraindikation für Spangen

Verboten sind Metallspangen mit Endhaken bei:
Metallallergie,
Gefahr mechanischer Hautschädigung,
Gefahr der Keimverschleppung,

unter anderen bei Infektionen wie:

Nagelwallentzündung (Paronychie),
Panaritium,
Candida-Mykose,

Nagelbettentzündung (bei Ekzem),
akralen Durchblutungsstörungen (Diabetes, Arteriosklerose).

Eingeschränkte Indikation für Spangen

Zurückhaltung ist geboten bei:

Nagelpilz (Onychomykose),
Nagel(teil)lösung (Onycholyse),
Nagellängsspaltung (Onychorrhexie),
seitlicher Nagellamellenbildung (Onychoschisis),
Nagel bei Schuppenflechte (Psoriasisnagel),
Hakennagelbildung (Unguis inflexus).

Metallspangen beim Diabetiker mit Angiopathie und Neuropathie sind gefährlich und müssen außerhalb von Kontaktstellen mit Haut oder Falz angebracht werden.
Bei Allergikern ist zu berücksichtigen, daß Metalle, Kunststoffe und Kleberlösungen die Haut im Falz reizen.

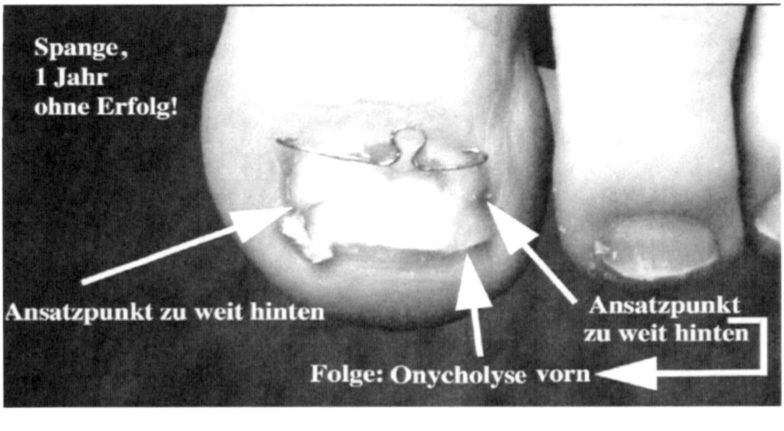

Endhaken sind in jedem Fall besonders sorgfältig zu plätten und zu entgraten. Das OMEGA soll an oberster Stelle, am Scheitelpunkt der Nagelwölbung liegen. Zwischenräume zur Nageloberfläche erhöhen die Lockerungsgefahr und begünstigen die mechanische Irritation. Der Kleber ist unter Spannung der Spange anbringen. Vor dem Aufbringen der Spange muß der Falz zur Gewebeschonung tamponiert werden. Bei Auftragen eines Klebers schützt eine Tamponade vor chemischer Reizung des Falzes. Der Kleber von Spangen soll nicht in den Falz laufen.

Die Aktivierung und das Justieren der richtigen Spannung muß besonders bei Diabetikern, Pilznägeln oder Psoriasisnägeln etc. genau stimmen, da sonst die Gefahr der Onycholyse besteht.

Gefährliches Spiel

Obwohl in der Literatur immer wieder Fälle dargestellt werden, bei denen das Einbringen einer Spange trotz lokaler Entzündung zum Erfolg führte, ist davor nur zu warnen. Die Erfahrung in der Chirurgie spricht eindeutig dagegen, in ein entzündetes Gebiet Fremdkörper einzubringen. Wer sich trotzdem traut, muß für eine regelmäßige Kontrolle sorgen, um die Spange bei einer Komplikation frühzeitig wieder zu entfernen.

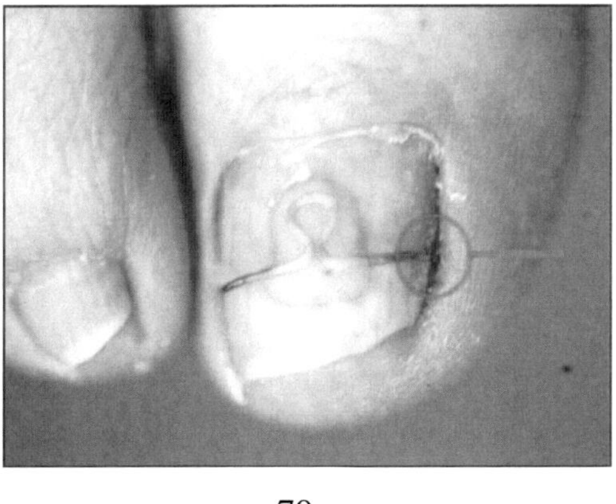

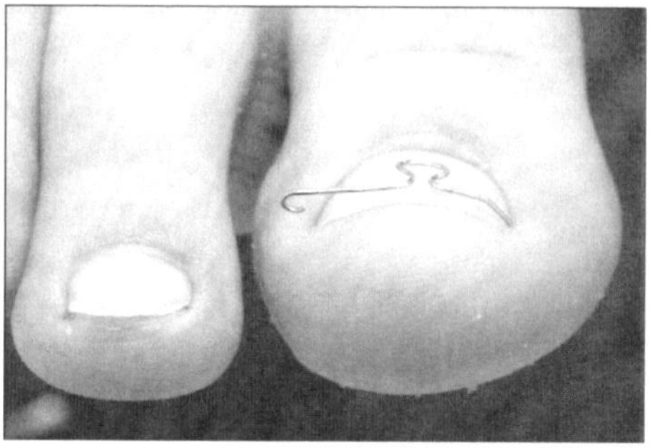

Abbildung: Nagelspange
vor Aktivierung. Die Spange muß genau passen, auch in der Länge. Nur so ist eine exakte Aktivierung möglich und das Hebelprinzip wirksam anzuwenden. Die Hebelkraft am Rand darf nicht zu groß sein, sonst droht eine Nagellyse.

Spangenpolypragmasie

Beispiel: eine Spange schräg und eine quer

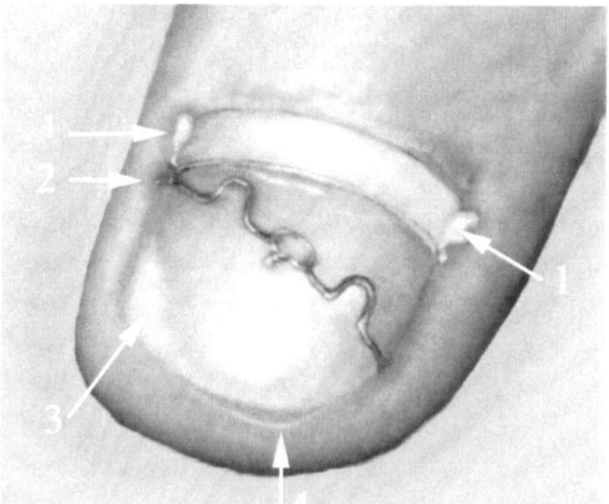

Man muß wissen, was man tut. Es ist normalerweise biomechnisch nicht zu begründen, eine Spange schräg über den Nagel zu

verankern. Die Zugkräfte setzen falsch an. Das Ergebnis im Kräfteparallelogram ist im Bezug auf das Therapieziel gleich Null. Hier würde eine Klebespange reichen. Deren Ansatz weit hinten im Bereich der Lunula ist nicht nachvollziehbar. Der schräge Hakenansatz (Pfeil 2, siehe Abbildung Seite 80) ist ein Irritationspunkt im Nagelfalz und verursacht eine lokale Hyperkeratose sowie eine Reizung des Gewebes.
Der Sulcus muß immer behandelt und gesäubert werden. Die Reste des Klebers im Sulkus (Pfeil 1) verursachen oft Allergien und Entzündungen. Die Onycholyse (Pfeil 3) im medio-anterioren Teil des Nagels wird zusammen mit der Spange zu einer kompletten Lösung des medialen Nagelrandes führen. Der Nagel hat also bei dieser Therapie alle Chancen, einer kompletten Onycholyse zu unterliegen. Das Sohlenhorn (Pfeil 4) ist der natürliche abschließende Vorderrand des Nagelbettes. Der Nagel sollte dort abschließen und nicht weiter zurückgeschnitten werden.
Der Therapieerfolg hätte hier wie in vielen anderen Fällen mehrere Gründe und wäre nicht allein die Folge der Spangentherapie: die Chance zum Erfolg entsteht schon allein durch die laufende Kontrolle, die Begleitmedikation, die bessere Compliance des Patienten und die Kontrolle der Belastung.

Fixierung bei Infektion mit Hypergranulomatose

Abbildung: Infekt und Hypergranulomatose. Der höchste Punkt ist nicht der Nagelscheitel (Pfeil 3). Das Fixiermaterial ist nicht punktgenau aufgebracht. Die Hakenenden sind nicht frei. (Pfeil 1). Die Wundränder werden durch den Nagelrand weiterhin irritiert (Pfeil 2).

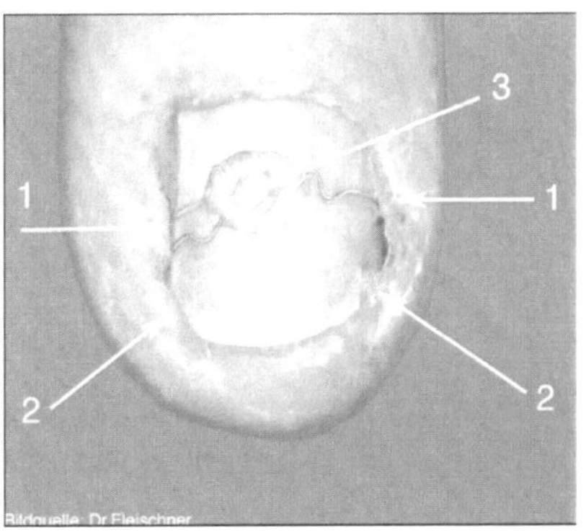

Checkliste für die Spangentherapie

Bei Prüfungen im Rahmen des Podologengesetzes waren einige Schwachpunkte besonders häufig. Auffälligerweise hatten sich auch alte, praxiserfahrene Teilnehmer wenig mit der nachstehenden Thematik beschäftigt.
Man muß gut einschätzen können, welche Stärke der Stahldraht der Spange haben soll, die verwendet wird. Der Podologe sollte auch vorher am Nagel markieren, wo der Scheitelpunkt der Spange sein muß und wenn indiziert, welcher Schenkel der Spange länger sein muß und warum.

Es sind folgende Fragen zu klären.

Ist der Falz und der Nagel vor dem Abdruck gesäubert und die Kontur herausgearbeitet?
Ist die Mischung des Abdrucks am Nagel richtig?
Welche Shore-Härte ist zu verwenden?
Wurde die Abdruckmasse richtig durchgeknetet?
Ist der Abdruck verformungsstabil und bleibt er beim Halten und Arbeiten paßgenau?
Schrumpft das Material, wenn man nicht sofort weiter verarbeitet?

Bewährt hat sich hier ein Fragekatalog, der in Prüfungen als K.O.-Katalog verwendet wird. Dieser Fehler- bzw. Frage- oder K.O.-Katalog sieht für die Nagelspange etwa so aus:

Die Spange liegt nicht überall auf.
Die Spange ist zu weit vorn angesetzt.
Die Spange ist schon auf dem Modell aktiviert.
Der Haken im Falz ist zu lang (länger als 1-1,5 mm).
Der Haken ist im Falzbereich nicht flachgeklopft.
Die Aktivierung ist zu stark (mehr als eine Hakenbreite).
Der Kleber läuft ungehindert in den Nagelfalz.
Die Tamponade ist vergessen.

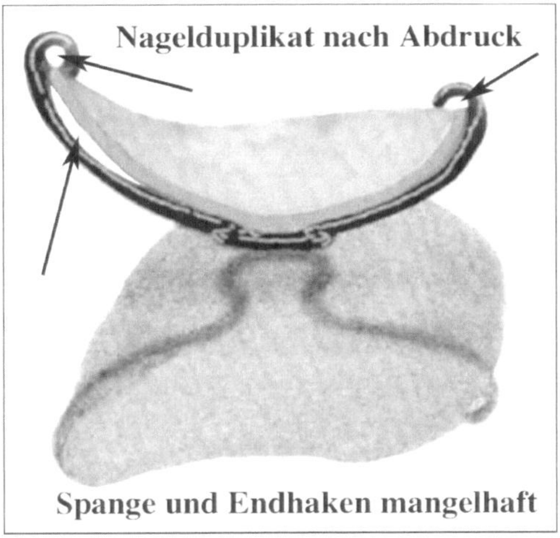

Man prüft, ob die Zubereitung der Kunstnagelmischung bzw. des Abdrucks und Herstellung des Kunstnagels, auf dem später die Spange montiert und zugerichtet wird, stimmt. Ist das Aufgußmaterial auch in alle Ecken und Nischen des Nagelabdrucks verteilt? Ist das Material hart genug?

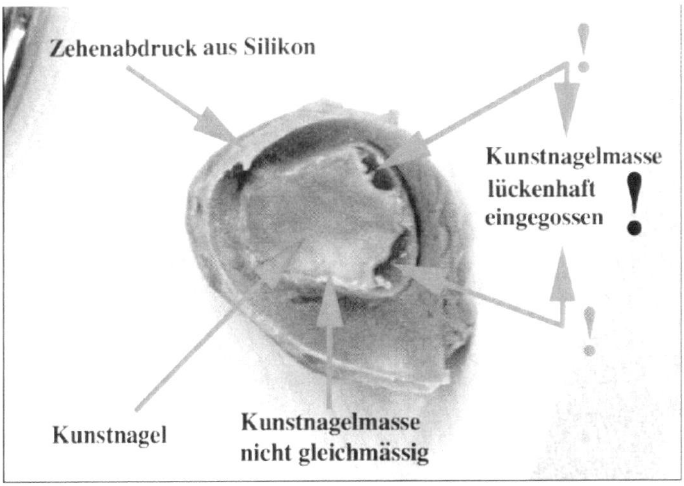

Ist das Mischungsverhältnis nicht korrekt, führt dies zu Verformungen des Abgußmodells und im Gefolge zur Paßungenauigkeit des Kunstnagels, an dem ja später die Spange angepaßt werden muß. Die Paßgenauigkeit ist nur herzustellen durch einen guten Abdruck. Einige Spangenkünstler stellen Spangen ohne Abdruck her und biegen sich den Stahldraht kunstgerecht zurecht. Das spart Zeit und Material. Die Spangen sind aber in der Regel mit Mängeln behaftet, führen zu Irritationen und müssen öfters nachkorrigiert werden. Dies geschieht nicht selten zu Lasten des Kostenträgers und ist nicht zulässig.

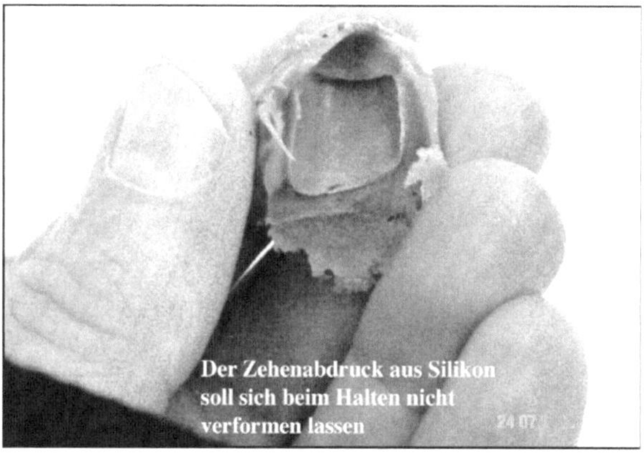

Material für Spangenabdrücke

Beim Material ist zu beachten: Stärke, Elastizität, Verträglichkeit, korrekter Sitz, Ansatzpunkte.
Das Abdruckmaterial soll nicht heiß werden oder haften bleiben (Gefahr der Hautschädigung). Toxizität und Allergisierungs-Potenz sollten bekannt sein. Eine exakte Abdrucktechnik beinhaltet, daß der Falz geschont wird. Die Zuordnung der Abdrücke geschieht mittels systematischer Namenskennung.

Bohrloch im Nagel. Methode für Mutige

Ein jeder hat sicher schon einmal die Überlegung angestellt, ob bei irgend einem verzwickten Fall nicht ein Bohrloch in die Nagelplatte der Therapieansatz der Wahl wäre. In der Tat gibt es dafür sinnvolle Indikationen. So z.B. ein subunguales Hämatom oder eine lokale Ansammlung von Eiter. Auch bei Pilznestern unter dem Nagel hat man schon mit einem Bohrloch das Einbringen von Antimykotika versucht. Die Erfolge waren nicht groß. Von Zeit zu Zeit tauchen ähnliche Therapievorschläge wieder in der Fachpresse auf (siehe Abbildung), meist von Zeitgenossen, die glauben, das Rad neu erfinden zu können oder gar industrielle Produkte an den Fuß bringen zu müssen. So ist es auch mit dem Einhängen von Nagelspangen, wenn der Nagelrand pathologisch verdickt ist und der Falz kein Einhängen der Endhaken gestattet.

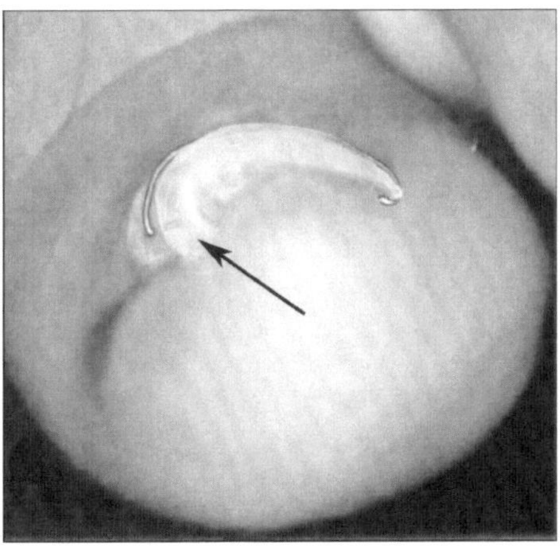

Abbildung: Spange mit Bohrlochverankerung.

Bei dicken Holznägeln ist eine Fixierung der Spange mit einem Bohrloch nicht sinnvoll.

Die Hebelwirkung der Spange ist gleich Null und eine Schienung ebenfalls nicht zu erzielen.

Die Gefahr, das Nagelbett mit seinen Leisten zu verletzen und Wachstumsstörungen wie subunguale Hühneraugen etc. zu produzieren, ist beim Anbohren der Nagelplatte immer gegeben. Normalerweise müßte man hier mit der Lupe arbeiten. Aber wer tut das schon. Elegant wirkt auch, den Spangenhaken mit einem Bohrloch zu verankern (siehe Abbildung). Doch ist klar, daß bei einem stark verdickten Nagel die physikalischen Gesetze ein sinnloses und unlogisches Tun entlarven. Die Spannkraft der Spange wird, sofern diese nach dem Federprinzip (= Zugprinzip) arbeiten soll, bei dem abgebildeten Befund innerhalb des Nagels weitergeleitet und bringt an den Nagelrand soviel wie keine Hebelkraft. Noch mehr- es besteht die Gefahr, daß die Krümmung des Nagels noch verstärkt wird. Wird das ganze auch noch großflächig auf der Nagelplatte mit einem Kleber fixiert, ist das Wirkprinzip in das Schienungsprinzip umgewandelt. In diesem Fall wirkt dann eine einfache Klebespange genau so gut. Viel Publicity also um Nichts! Sinnvoll wäre hier gewesen, den Nagel gekonnt auszudünnen, den Falz freizumachen und dann die Spange lege artis einzuhängen.

Lagerung

Materialien zur Spangenherstellung sollten nicht zu lange gelagert werden. Werkstoffe wie das Abdruckmaterial verändern sich, auch wenn der Hersteller etwas anderes verspricht. Man kann das beobachten, wenn man einen Nagelabdruck längere Zeit aufhebt, um sich bei der Wiedervorstellung des Patienten Arbeit zu ersparen. Legt man den Kunstnagel wieder in sein altes Bett, läßt sich die Qualität des Materials leicht feststellen.

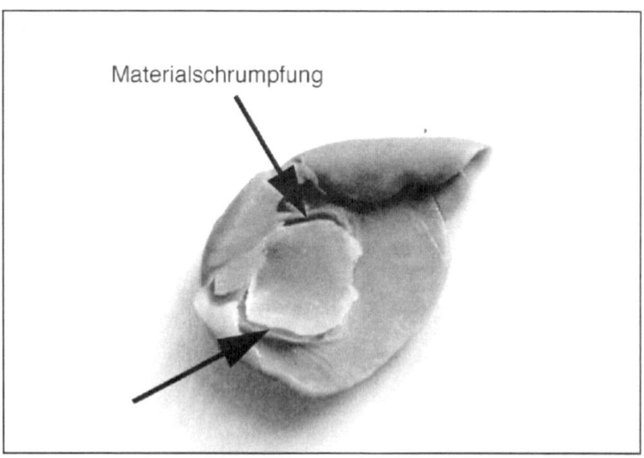

Nachkontrolle

Nach der Erstversorgung mit einer Spange kann der Patient nicht so ohne Weiteres entlassen werden. Er muß auf mögliche Schwachstellen der Methodik, der Spange und Zwischenfälle aufmerksam gemacht werden. Das erspart Ärger und Kosten. Der Patient ist über weiteres Verhalten und Vorgehen aufzuklären, über Verhalten im Sport und bei beruflicher Belastung, das geeignete Schuhwerk, aber insbesonders bei Beschwerden durch Druckstellen der Spange, bei Spangenlockerung oder Verlust.

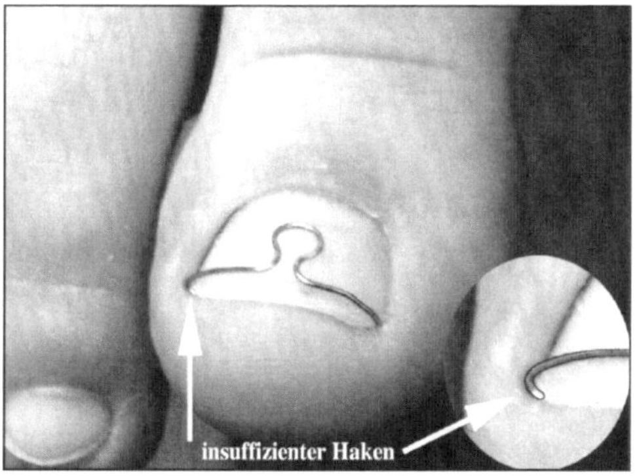

Abbildung:
Nagelspange mit insuffizientem Endhaken.
Es ist zu erwarten, daß sich diese Spange mit einem lockersitzenden Endhaken löst. Der Nagelfalz wird durch den Haken zusätzlich entzündlich irritiert.

Abbildung:
Falzulkus durch einen schlecht sitzenden Endhaken.

Derartige Komplikationen sind bei Arteriosklerotikern und Diabetikern zu erwarten.

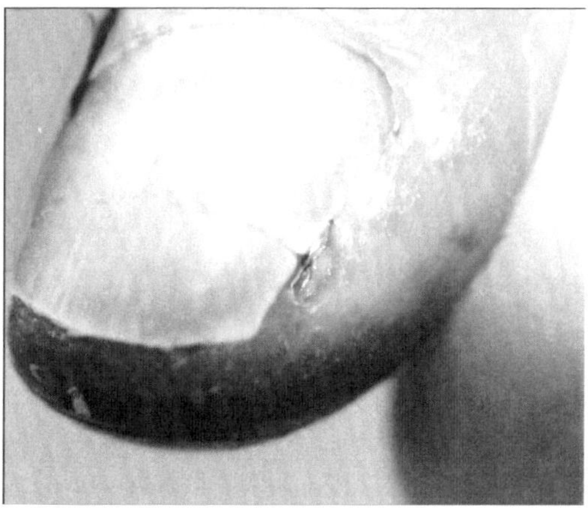

Thema 16

Orthosen und orthopädische Hilfsmittel

Orthosen

Für die Beurteilung und Einteilung von Orthosen gelten ebenfalls bestimmte Kriterien. Die Anwendungsmöglichkeiten können jedoch nicht so scharf eingegrenzt werden wie bei den Nagelspangen. Die Indikationsbreite und Vielfalt für Orthosen ist erheblich breiter gestreut. Beim Material der Orthose aus Silikon sind die Angaben zur Elastizität bzw. Härte nach Shore (Härtegrad) standardisiert. Man bezeichnet dies als ISO-Norm (International Organisation for Standardization = ISO), welche standardisiert festgelegt ist.

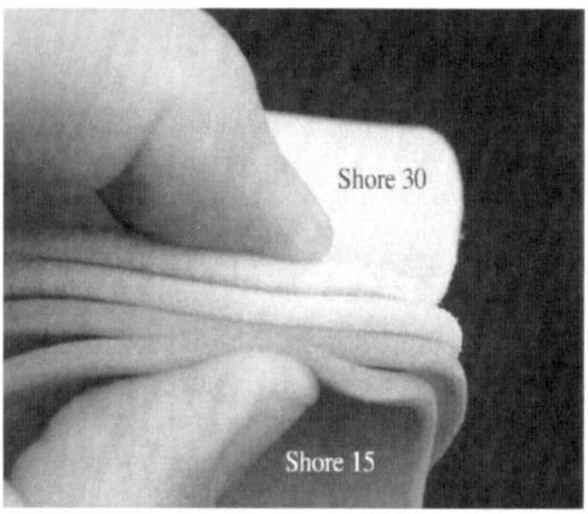

Die Prüfung der Shore-Härte von Shore 10 bis Shore 90 erfolgt mit einem Prüfgerät, ähnlich einem Manometer, welches mißt, wie weit ein Meßstift in das Prüfmedium eindringt. Ein anderes Prüfverfahren verwendet eine Kugel mit einem Durchmesser für 2,5 mm oder 5,0 mm und mißt mit einem Gerät nach DIN 53456 die Kugeldruckhärte weicher Probekörper von Shore 10 bis Shore 40.

Man unterscheidet bei Gummi und Kunststoffen Shore A und Shore D. Erstere wird in der Zahntechnik und in der Podologie verwendet und nach ISO-Norm, in der BRD nach DIN 53505 festgelegt. Für Entlastungs- bzw. Polster-Orthosen wird Shore-A 20 verwendet.

Diese Härte ist für Korrekturmaßnahmen zu weich, weswegen für Korrekturorthosen die Shore-A 30 zu bevorzugen ist. Shore-A 30 ist auch erheblich besser zu bearbeiten bei Zurichtungen wie Schleifen und Polieren. Überzüge bzw. Oberflächenlagen von Orthosen können auch mit Shore 10-15 gefertigt werden.

Grundsätzlich ist vor der Anfertigung durch den Podologen zu klassifizieren, welche Indikation und Funktionsbestimmung für die Orthose besteht:

a) Druckschutzorthose,
b) eine Korrekturorthose,
c) Platzhalterorthose

Als Druckschutzorthosen sind zu verwenden:
Zwischenzehenkeil,
Zehengreifer,
Hallux-Valgus-Schale,
Entlastungskeil bei Hühneraugen und Exostosen.
Als Alternativmöglichkeiten sind zu erwägen:

Zehenorthosen aus Silikon

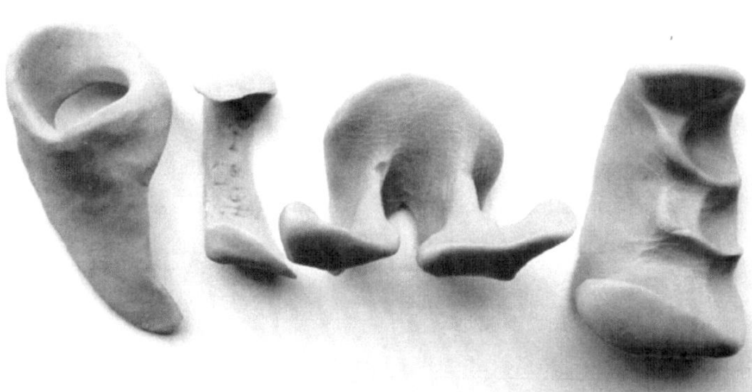

Korrekturorthosen oder Korrekturzügel zur
Hammerzehen-Korrektur,
Reiterzehen-Korrektur,

Ersatzorthosen als
Platzhalter nach Total- oder Teilamputation einer Zehe.

Die vereinfachten Schlüsselfragen dazu lauten:

Ist die Indikation für die Orthose richtig und sind die biomechanischen Überlegungen nachvollziehbar?

Ist der Abdruck oder die Indikationsstellung auch unter Belastung durchgeführt worden?
Sind ausreichend Kenntnisse über das verwendete Material vorhanden?
Weiß der Podologe den Unterschied und die Indikation für Silikone und Schaumstoffe?

Weiß der Podologe den Unterschied und die Indikation für verschiedene Härten der Silikone?
Kennt er den Begriff additionsvernetzend (A) und kondensationsvernetzend (K)?
Kennt der Podologe die wichtigsten Materialen der Schaumstoffe (Polyurethan, Plastazote, AMS, und deren Charakterisierung (Lufteinschlüsse bzw. Hohlraumbildung)?
Kennt er thermoplastische Schaumstoffe (Polyurethan)?

Ist das verarbeitete Material richtig gewählt? Sind die Komponenten gut durchmischt? Sind Lufteinschlüsse oder inhomogene Stellen erkennbar?
Welches Material ist gewählt? Knetmaterial (K) oder Aushärtungsmaterial (A)?
Welche Shore-Härte wird verwendet?
Stimmt die Konsistenz sowie die Elastizität? Shore-A-Härte 10, 20 oder 30?

Wie wird die Orthose geformt, bzw. ist die stufenweise Herstellung richtig gewählt mit Mischen, Kneten und Modellieren mit Kugel oder mit Strangtechnik?

Letzter Schliff und Feinarbeiten

Wenn die Aushärtezeit (bis 30 Minuten) eingehalten worden ist und die Rohorthose damit fertig, wird noch ein Arbeitsgang notwendig.
Die Orthose muß nach dem Anpassen geschliffen und poliert werden. Rückstände, z.B. kleine Partikel (P) erhöhen die Reibung und Entzündungsgefahr. Bei Sandwichaufbau (S) muß die weiche Schicht auch die seitlichen Kanten (K) abdecken. Die Stellung des Apex (A) muß mit der Orthose so korrigiert werden, daß die Zehenspitze keinen Anpressdruck mehr hat. Sind die Kanten ausreichend abgerundet? Die Orthose darf nie so dick sein, daß eine Raumverdrängung und Abweichung der Nachbarzehen entsteht.

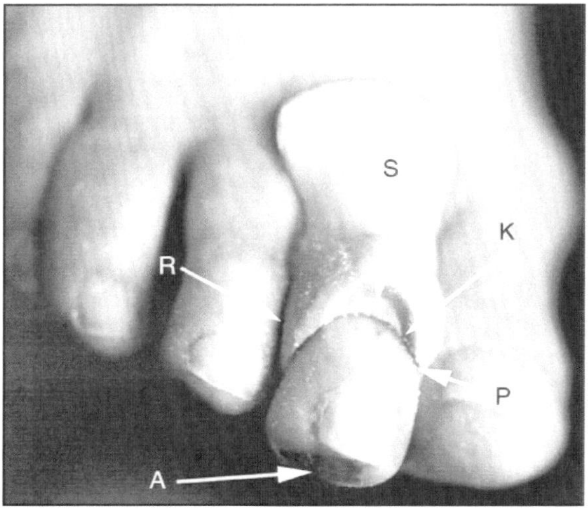

Zusatzpolsterung

Besteht Indikation für eine Zusatzpolsterung, zum Beispiel bei Diabetikern mit Sitran-E (Shore-Härte 10) an gefährdeten Stellen?
Ist die Orthose korrekturfähig geformt und positionsstabil angebracht?
Wie wird sich die Orthose bei Belastung und im Bewegungsablauf verhalten? Ist die Orthose zu groß oder zu locker?
Ist das Volumen bzw. die Raumverdrängung nicht zu groß?
Warum ist die Orthose nicht mit einen Trägermaterial hergestellt (Schlauchverband, Haftverband)?
Ist die Orthose schuh- und strumpfgerecht?
Generell besteht die Möglichkeit von Materialmängeln, fehlender Elastizität und Haltbarkeit sowie Hautreizung und Allergisierung. Auch von der biomechanischen Auswirkung einer Orthose können Gefahren ausgehen. Diese sind bei:

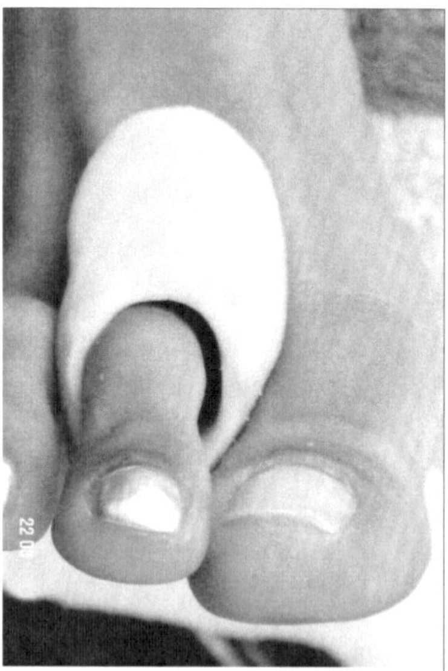

Ringorthose, zu locker

funktionelle Orthosen:
Gefahr der Fehlmechanik

korrektive Orthosen:
Gefahr der Überkorrektur

Druckschutzorthosen:
Gefahr der Raumverdrängung
etc.

Bei zu locker anliegenden Orthosen kommt es durch die mangelhafte Paßform zu mechanischen Druck- oder Scheuerstellen. Auch die Möglichkeit des Materialsbruchs ist gegeben. Abhilfe schafft ein

Soft-Shore-Aufguß innen.
Der Einsatz von Orthosen, die als Druckschutz eingesetzt werden, sind vor allem bei Hühneraugen und Warzen an exponierten Stellen zu empfehlen.

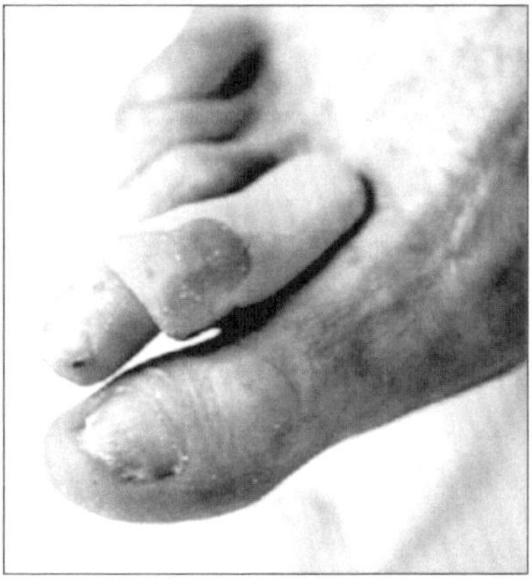

Es ist bisweilen probat, beim Anfertigen von Druckschutz Material zu verwenden, das verschiedene Shore-Härten hat. Man kann dabei problemlos zwei verschieden harte Materialien übereinander verwenden. Die Industriehat"vulkanisierbare" Misch-ungen entwickelt, die dafür gut geeignet sind und eine Sandwich-Technik erlauben. Besonders geeignet sind Anwendungen an exponierten Stellen (z.B. Zehengelenke), wo eine erhöhte Reibung und Verschleiß droht.
Nachträgliche Korrekturen sind oft erforderlich, um eine Positionsstabilität der Orthose herbeizuführen. Oft genügen kleine, nachträglich anmodellierte Pelotten., um der Orthose genügend Halt zu geben (Abbildung unten).

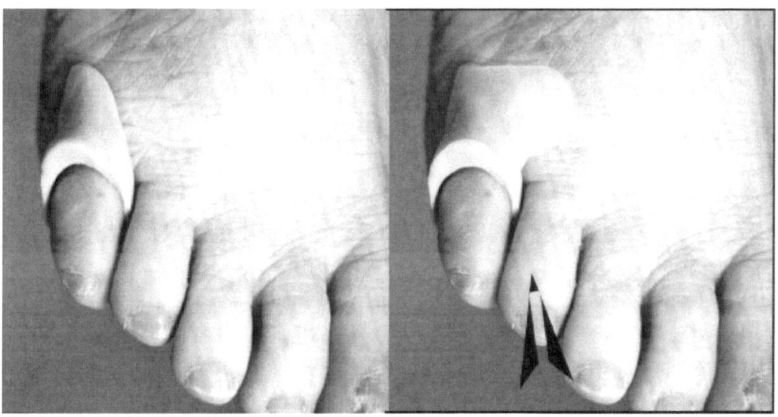

Thema 17

Einlegesohlen, Fußstützen und Einlagen

Eine der häufigsten Ursachen eines therapeutischen Mißerfolges in der Fußtherapie sind mangelnde Kenntnisse auf orthopädischem Fachgebiet. Dabei genügen oft schon einfache Beobachtungen des Gangbilds, der Schuhe und der Einlagen.
Ist der Patient noch nicht orthopädisch versorgt, kann man aus den Schuhgebrauchszeichen und der Beurteilung von Irritationsstellen direkt am Fuß viele Rückschlüsse ziehen.

Schuhgebrauchszeichen:
Bei Beschwerden, die in Zusammenhang mit dem Tragen der Schuhe geschildert werden, empfiehlt sich die Kontrolle von:
Absatzabrieb
Sohlenabrieb
Druck- und Scheuerstellen
Deformierung
harten Nähten
hervorstehenden Ösen.

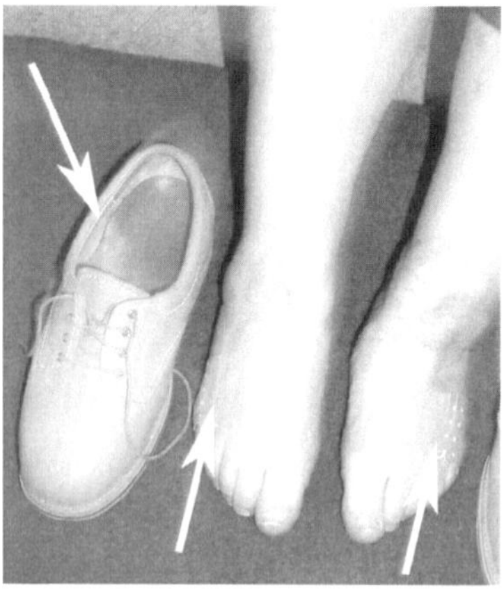

Auch orthopädische Schuhe sind nicht gefeit gegen schlechte Paßform, wie nebenstehendes Bild zeigt. Die Heftpflaster weisen auf Druckstellen im Vorfußbereich hin und die Knickbildung in der eingebauten Einlage an der äußeren Fersenseite ist schon bei grober Betrachtung des Innenschuhs sichtbar.

Die nächste Stufe der statischen Ursachenforschung ist die Untersuchung der Sohlenabdrücke. Diese kann heutzutage sehr zuverlässig mit Sensorsystemen durchgeführt werden. Die Ergebnisse müssen unbedingt in die Gestaltung und die Konstruktion der Einlage aufgenommen werden.

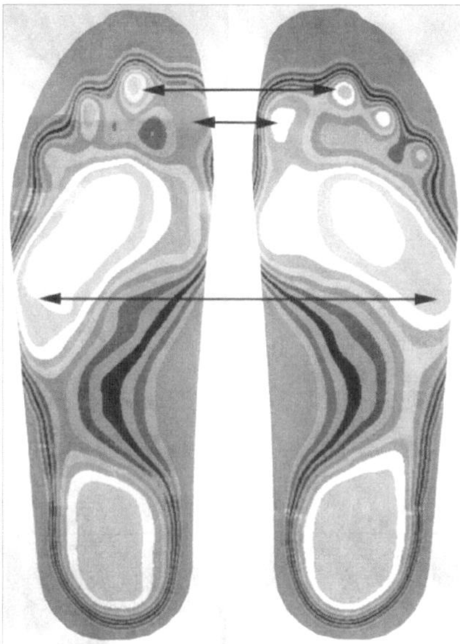

Die Entlastung einer gefährdeten Stelle gehört zu den Grundprinzipien der Behandlung.

(siehe auch: „Podologische Orthopädie", Verlag Neuer Merkur und „Der Zuckerfuß»
ISBN 3-8334-0647-X
von Dr. Gerhard Fleischner)

Doch muß man die Biomechanik beim Gehen berücksichtigen. Die Druckstelle darf durch die Geh- und Abrollbewegung nicht an einer Kante scheuern, auch wenn diese ausreichend gepolstert erscheint. Der übrige Vorfuß nimmt bei völliger Entlastung nicht an der Druckverteilung der Fußsohle teil und es steigt der Anpreßdruck für den hinteren Teil der Sohle. Man weiß aber, daß die Fersen

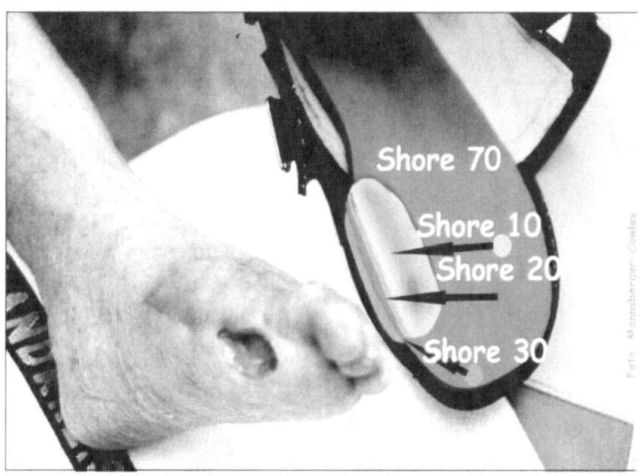

Sandwichaufbau zur Propriorezeption mit Polster unterschiedlicher Shore-Härten

ebenfalls stark gefährdet sind und dort bevorzugt Ulzera entstehen. Im Vorfuß fällt zudem die Propriozeptionswirkung weg. Daher sind Entlastungsschuhe, die den Vorfuß total hohl legen, bio-

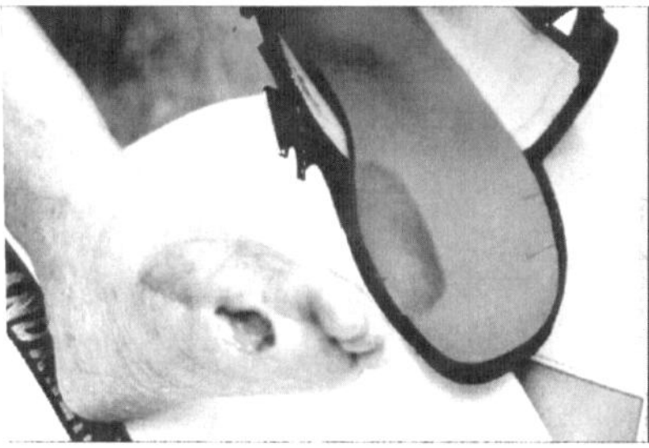

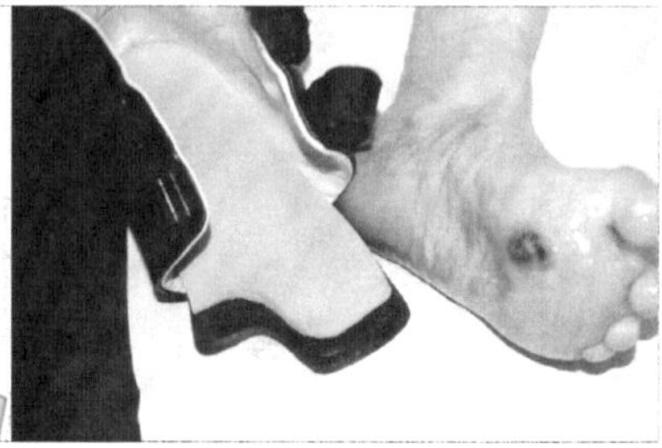

mechanisch sehr umstritten.Die totale Hohllegung birgt die Gefahr eines Druckrandödems mit sich. Physiologische Reize zur Stimulation der Heilung fallen ebenfalls weg.

Anmerkung: Proprio(re)zeption ist definiert als „Eigenempfindung" des Körpers. Sie wird vermittelt durch Proprio(re)zeptoren. Dies sind Mechanorezeptoren, die als sensible Endorgane auf den Zustand oder Bewegung unseres Bewegungs- oder Halteapparates ansprechen. Die Hauptvertreter sind Muskel- und Sehnenspindeln, die sich auch in Gelenkkapseln, Knochenhaut und Faszien befinden.

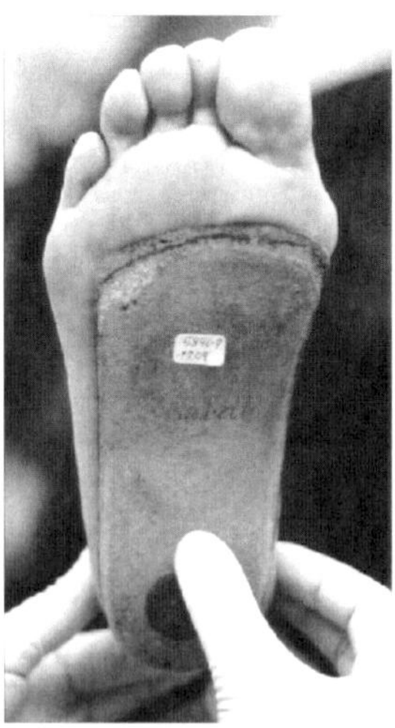

Die einfachsten Fehler sind oft die häufigsten. So genügt zumeist die intensive Betrachtung der Einlage im Vergleich zum Befund und ihrer Paßform und Größe an der Fußsohle.

Nicht selten findet man an der Fußsohle Rötungen, Schwielen und Hühneraugen als Folge von Druck- oder Reibestellen, durch mangelnde Polsterung oder Kanten der orthopädischen Hilfsmittel. Nicht wenige Einlagen sind zu kurz geraten oder zu schmal (Abbildung links).

Thema 18
Medikamente

Podologen und medizinische Fußpfleger verbrauchen eine Menge Salben und andere Topika. Im Zeitalter zunehmender Allergisierungstendenzen und anderer Komplikationen ist daher ein Mindestmaß an Kenntnissen über Arzneimittel und deren Wirkung notwendig. Die wohl beste Vorbereitung für Laien zum Umgang mit Medikamenten ist ein Lehrgang und die Prüfung zum Sachkundenachweis. Er wird in der Regel von den regionalen Industrie– und Handelskammern angeboten und ist eine gute Basis. Nachfolgende Themen sind zum Teil Prüfungsgegenstand im Sachkundenachweis:

Richtige Aufbewahrung

Medikamente sind nicht offen, sondern in einem Medikamentenschrank aufzubewahren. Dies verhütet Staubverschmutzung und Kontamination sowie den Zugriff Unbefugter. Zudem sollte man:

Verfallsdaten beachten,
verdorbene Medikamente erkennen,
Verschlüsse kontrollieren,
Salbentuben auf Bruchstellen prüfen.

Medikamente systematisch ordnen

Schematische Einordnung
Dies sollte im Medikamentenschrank mit guter Übersichtsmöglichkeit durchgeführt werden. Dazu ist ein Schema notwendig. Das Vorgehen ist nach mehreren Gesichtspunkten möglich:

a) Indikationsgruppen
(Desinfektion, Antibiotika, Granulation etc.)

b) Zubereitungsformen
(Salben, Cremes, Pulver, Lösungen, Sprays)

c) Inhalte: Z. B. Desinfektionsmittel
(Alkohol, Halogene, Aldehyde, Quecksilber, etc.)

Die richtige Reihenfolge bei Einsatz von Medikamenten

Zunächst hat die Reinigung der Wunde und die Beseitigung der Infektion bzw. deren Verhütung Vorrang. Erst bei sauberer Wunde sind Granulationssalben oder Wundgels anzuwenden.
Wer an offenen Wunden und auch an Ulzera arbeitet, muß sich zwingend mit den Grundlagen der Wundbehandlung und der medizinischen Erkenntnisse der Wundheilung beschäftigen. Die wichtigsten Salbenwirkstoffe sollen daher gekannt werden. In der Podologie kommt man in der Regel mit einer handvoll Salben aus. Alles andere ist Polypragmasie und führt möglicherweise zur chronisch- entzündlichen Hautallergie (Ekzem). Grundsätzlich sollte man hier dem Rat des Arztes folgen.
Eine Übersicht über die wichtigsten Salben nach deren Wirkstoffen (Generika) geordnet, bietet die „Salbenlehre“ aus dem „Zuckerfuß“.

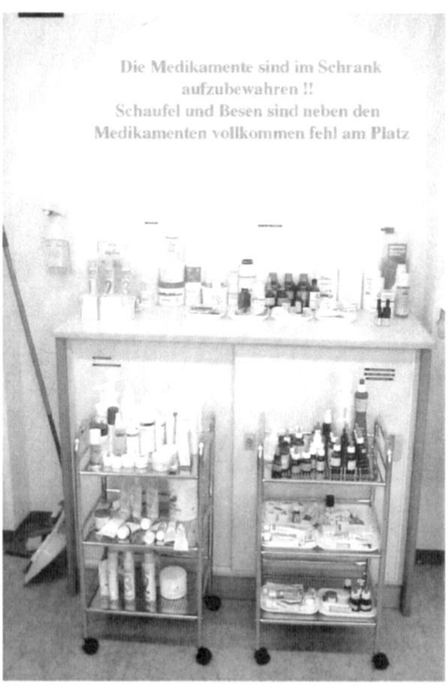
Die Medikamente sind im Schrank
aufzubewahren !!
Schaufel und Besen sind neben den
Medikamenten vollkommen fehl am Platz

Thema 19
Topika: Salbentherapie, Puder

Grundsätzlich ist zuerst die Wundreinigung anzustreben und anschließend die Keimbekämpfung durchzuführen. Dann erst sind sogenannte «Heilsalben» einzusetzen. Vorher muß natürlich auch die allgemeine Situation stabilisiert werden, z. B. die Diabeteseinstellung oder die Verbesserung der Zirkulation. Der Begriff Heilsalben ist wissenschaftlich nicht definiert.

Zu massiver Salbeneinsatz

Bei Anwendung von Salben, Cremes, Lotios und anderen Externa kann zu häufige Anwendung schädlich sein. Das ist nicht nur durch Allergien oder Reizungen möglich sondern auch durch Ansammlung von inaktiven Salbenrückständen, die wie eine Kruste oder ein Gipsverband die Haut einmauern und deren physiologische Funktion behindern. Auch der Sekretabfluß bei offenen Wunden wird dadurch behindert und verzögert die Wundheilung. 80% der chronischen Ulzera sind ekzematisiert, also durch allergisierende Topika entstanden.

Grundlagen der Immunologie und Allergologie

Wer beruflich Salben einsetzt, muß über deren Wirkung informiert sein. Daneben sollte jeder die Grundlagen der Immunologie kennen. Bei Verdacht auf Allergie oder Ekzem ist der Hautarzt einzuschalten. Wer unsicher ist, der sollte nur sogenannte indifferente Salben einsetzen.

Einige grundsätzlichen Ratschläge für den Einsatz von Salben sind:

- keine Penicillinsalben,
- keine agressiven Medikamente in die Wunde,
- Wundrand beurteilen und Hinweise auf Ekzematisierung suchen,
- Konzentration verschiedener Medikamente bei Hauterkrankungen und Diabetikern so niedrig als möglich ansetzen,
- gefärbte Topika (Salben, Cremes, Lösungen, Tinkturen etc.) sollen den Befund an der Haut nicht tarnen. Der Einsatz von farbigen Topika ist jedoch manchmal durchaus indiziert, um das behandelte Areal abzugrenzen!
- allergische Symptome frühzeitig erkennen.

Puder

Erfahrungsgemäß werden immer noch viele Puder angewendet, die jedoch oft zur Sekretverhaltung und Verschmutzung der Wunde führen. Interdigitalpuder sind mit Vorsicht anzuwenden und eine tägliche Reinigung durchzuführen.

Andere

Relikte aus früheren Zeiten haben sich natürlich auch erhalten: H_20_2 als Desinfektionsmittel (zu schwach!), Fulguration als Warzenmittel und Seifenlösung als Hornhautweicher für Wasserscheue.

(siehe auch Immunologie in „Podologische Dermatologie“, Verlag Neuer Merkur München, ISBN 3-929-360-21-7)

Quelle: “Der Zuckerfuß” ISBN 3-8334-0647-X

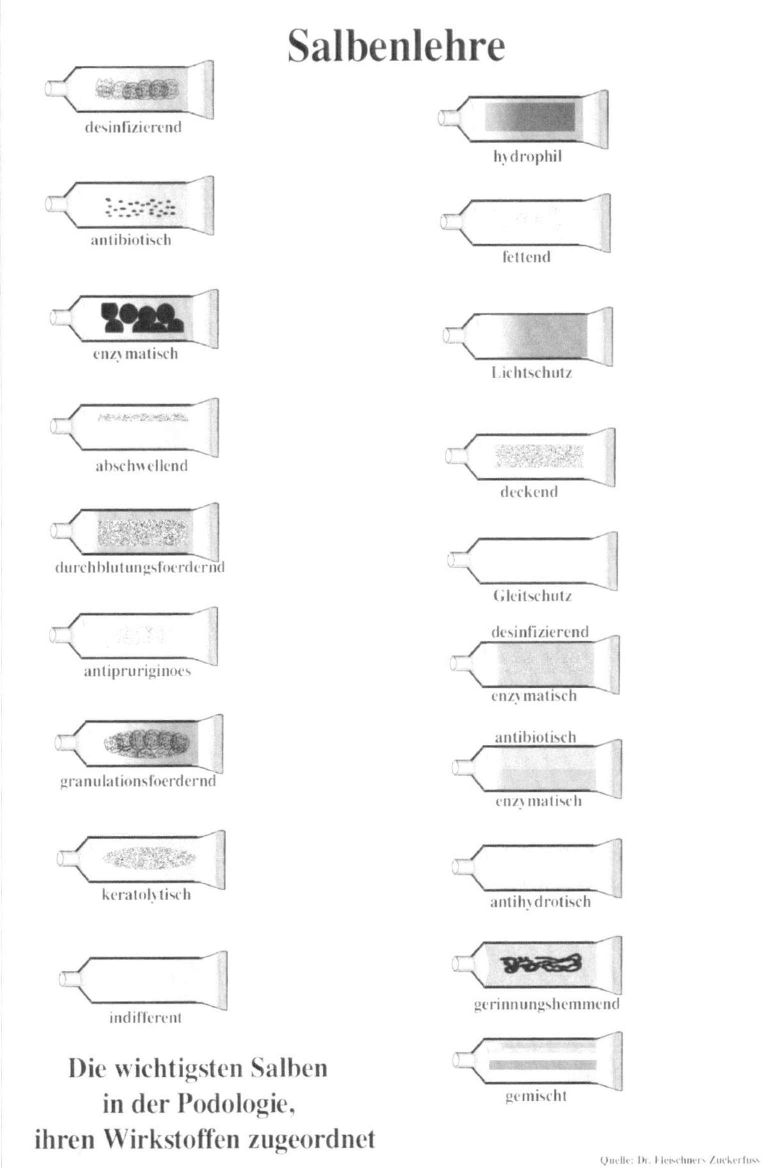

Weicherlösung

Eine umstrittene Alternative zum Bad. Es gibt Podologen, die behaupten, daß der Hautbefund damit am wenigsten beeinflußt wird.

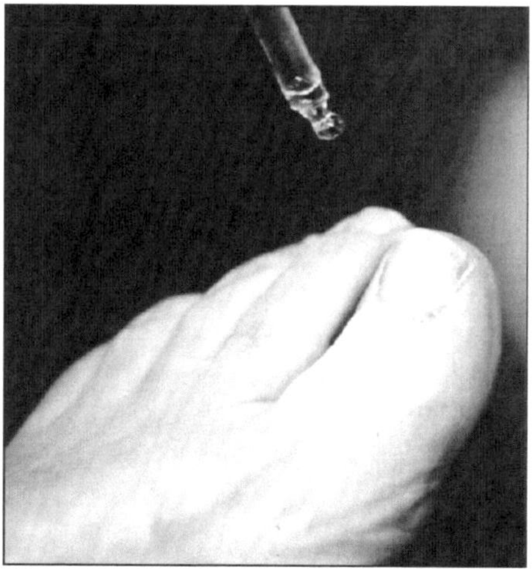

Die Alternative ohne Fußbad wäre ja nur nur die Desinfektion. Es ist wohl nicht unangemessen, die Weicherlösung als die sparsame und billige Ersatzlösung zu einem ordentlichen Fußbad zu bezeichnen. Eine desinfizierende oder gar hautreinigende Wirkung wird damit entgegen manchen Gerüchten jedenfalls nicht erzielt.

Vorsicht mit Chemikalien

Chemikalien können, je nach Wirkstoff durch Allergisierung oder toxische Schädigung, direkt die Nagelplatte zerstören oder durch Tiefenwirkung das Nagelbett schädigen. Die Hauptschädigungen werden jedoch meist im Nagelfalz verursacht.

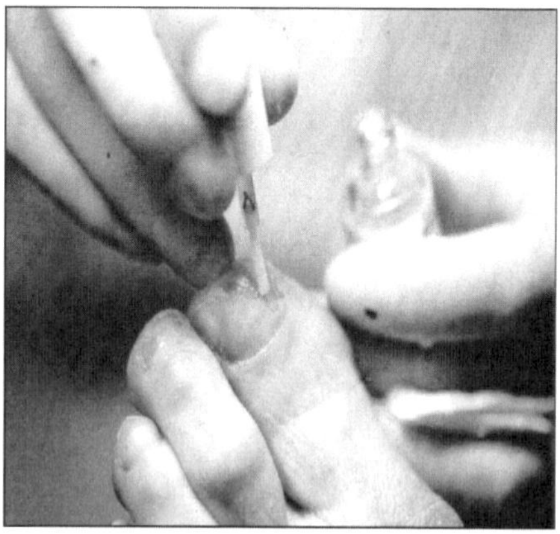

Thema 20

Ätzungen

Ätzungen werden in der Regel bei der Warzentherapie durchgeführt. Grundprinzip ist zunächst die Keratolyse, letzendlich jedoch die Warzenentfernung durch Erzeugung einer subepidermalen Lyse mittels Ätzblase. Zumindest ist das die wissenschaftlich-medizinische Methode. Ätzungen sind nicht ungefährlich, durch toxische Nervenirritationen manchmal auch sehr schmerzhaft.
Es gibt eindeutige Kontraindikationen. So ist Ätzen beim Diabetiker ein Kunstfehler. Die Ulkusgefahr ist zu groß. Erlaubt sind beim Diabetiker nur milde Keratolysemittel wie z.B.:
Salicylsäure bis 20%, Milchsäure, Harnstoff bis 5 %,
Albothyl (Polikresolen), Schöllkraut.
Man soll sie, wenn möglich, in der Podologie nur bei therapieresistenten Warzen verwenden. Zudem sind sie nach Wirkung zu klassifizieren und die Konzentration genau auszuwählen. Beim Diabetiker sind besonders nachfolgende Ätzmittel zu vermeiden:
Salicylsäure 20-60%, $AgNO_3$=Silbernitrat 10-60% (als Höllensteinstift bekannt), Harnstoff 5-20%, Acetocaustin 50% (Monochloressigsäure), Resorcin, Phenolum liquefactum.

Die Ätzfläche von 4 mal 5 (insgesamt 20) Quadratzentimeter maximal ist nicht zu überschreiten.

Säure- und Basewirkung der Ätzmittel sind zu unterscheiden.
Koagulation (durch Säuren) und Kolliquation (durch Laugen) unterscheiden sich durch die unterschiedliche Abgrenzung im geschädigten Gewebe. Bei starken Ätzmitteln (zum Beispiel ab 50% Höllensteinstift) ist nur die halbe Fläche (10 Quadratzentimeter) erlaubt. Es besteht sonst die Gefahr einer toxischen Allergie und Schädigung der Subcutis, was die Wundheilung auch bei einem gesunden Menschen erheblich beinträchtigen kann.

Vorsicht beim Aufbringen von Ätzmittel auf den Nagel

Relativ kritiklos oder auch sorglos wird beim punktuellen Ätzen von Warzen vorgegangen. Die Grenzen des Warzenbefalls werden in der Regel überschritten und das Gewebe im Umfeld geschädigt.

Die Regeneration bzw. Heilung wird damit verzögert. Am Infektionsort ist die Durchblutung schlecht und eine Rezidiv ist eher möglich.

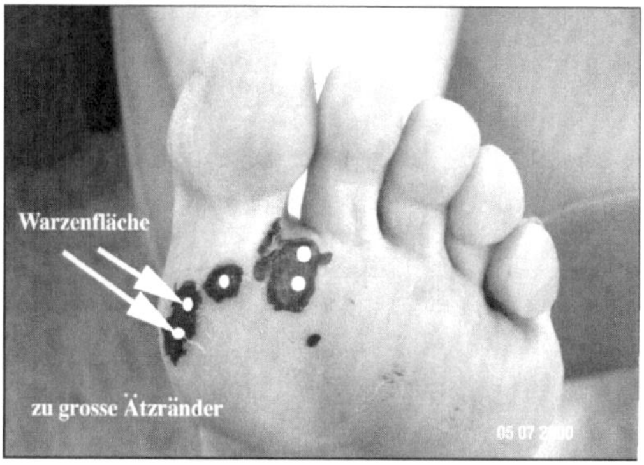

Wer die Systematik der unblutigen Warzenbehandlung durch Erzeugung einer Ätzblase richtig beherrscht und auch kunstgerecht durchführt, kann die Blase so klein wie möglich halten. Die Gefahr größerer Hautdefekte ist jedoch beim Ätzen immer gegeben.

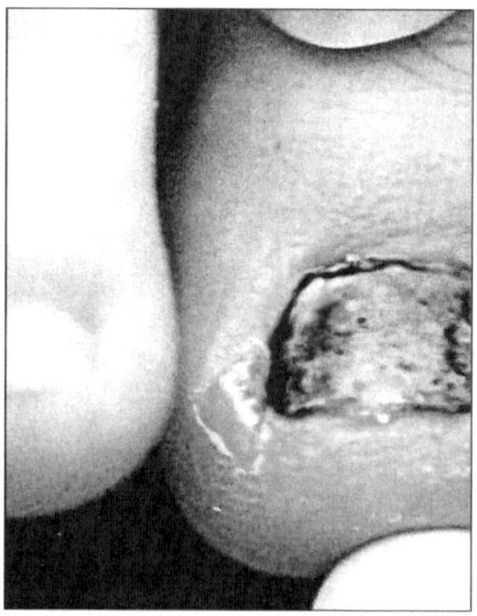

Irrig ist die Meinung, Ätzmittel führen zu keiner Schädigung am Nagel. Dies ist nicht der Fall, wie nebenstehende Abbildung zeigt. Ätzmittel schädigen nicht nur den Nagel sondern durchdringen auch die Nagelplatte und schädigen das Nagelbett. Das kann zum totalen Nagelverlust führen und im Folgenden dazu, daß dort nie mehr ein Nagel wächst.
Es sei daran erinnert, daß die

Warzenbehandlung mittel Ätzung früher die Methode der Wahl beim Hausarzt war. Durch andere Verfahren wie Laser, Kryotherapie, Unterspritzung, OP etc. wird die Ätzbehandlung im ärztlichen Bereich kaum noch durchgeführt. Ihr Vorteil ist jedoch, daß der Patient in der Regel arbeitsfähig bleibt und keine Anaesthesie benötigt.

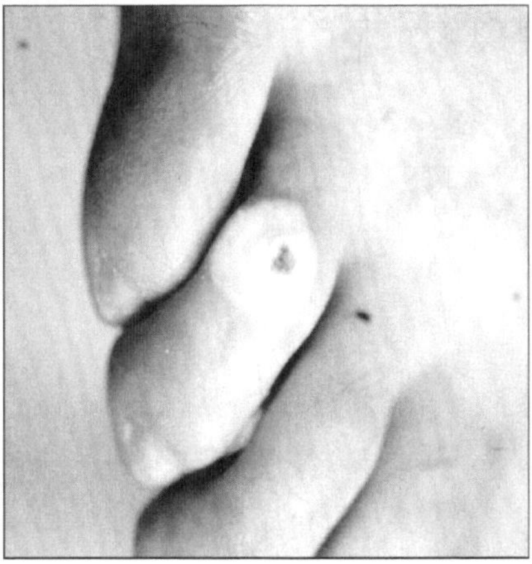

Abbildung: Keratolyse
Bevor man beim Ätzen sozusagen den finalen Angriff mit einem starken Ätzmittel durchführt, kann man zunächst mit einer schichtweisen Keratolyse vorgehen. Doch sollte man das Therapieareal möglichst klein halten. Die Abbildung links zeigt ein Negativbeispiel.

Warzengrund nach dem Ätzen fein säubern

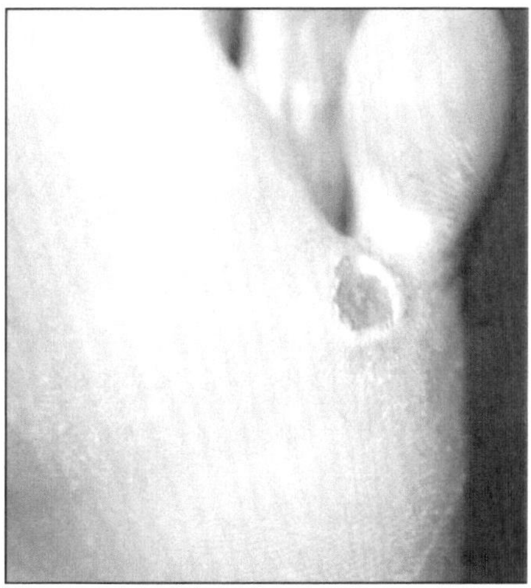

Nach dem Therapieschema „Subepidermale Blasenbildung“ durch eine Hitze-, Kälte- oder Ätzblase ist nach Abtragen der nekrotischen Warzenbasis auf das penible Säubern des Warzengrundes zu achten (siehe Abbildung rechts). Es dürfen keine Viruspartikel mehr verbleiben. Sonst kommt es zu einem Rezidiv.

Thema 21
Wunden und Blasen

Wundversorgung

Es sind beim Arbeiten in der Praxis des Fußtherapeuten nicht nur die Kenntnisse in der allgemeinen „Ersten Hilfe“ notwendig sondern auch in der Wundversorgung. Man muß also wissen, was zu tun ist, wenn während der Behandlung kleine, wenn auch banale Verletzungen gesetzt werden.

Nach Stich, Schnitt, Hitze und Strom ist eine Versorgung nach den chirurgischen Grundlagen der Wundversorgung durchzuführen. Die Reihenfolge ist in der Regel:

Blutstillung,
Desinfektion,
Verband oder Pflaster.

Vor dem Weiterarbeiten in der Umgebung ist auf jeden Fall dafür zu sorgen, daß die frische Verletzung durch Staubteile nicht kontaminiert oder infiziert werden kann. Wichtig ist, zu desinfizieren und zunächst staubdicht abzudecken, wenn man an anderer Stelle weiterarbeitet.

Zum Schluß der Behandlung ist eine endgültige Wundversorgung durchzuführen. Mit dem Patienten ist die Tetanusprophylaxe abzuklären sowie die Kontrolle und das weitere Procedere sicherzustellen.

Bei größeren Verletzungen hat ein Arzt die Indikation zur chirurgischen Wundversorgung mit Naht etc. zu überprüfen.

Reihenfolge beim Behandlungsablauf beachten.

Grundlegende Fehler in der Reihenfolge können auch Folgen in der Infektionskette haben. So ist nicht zuerst die Wundversorgung bei einer eitrigen Wunde durchzuführen und dann erst die Hornhaut zu schleifen. Durch falsche Reihenfolge ist leicht eine Keimverschleppung möglich.
Man sollte auch nicht zuerst den Nagelpilz fräsen und dann erst die gesunden Nägel zuschneiden oder behandeln.

Blasen

Blasen nicht einfach breit eröffnen

Vesiculae (Klare Blasen)

Wer eine Blase eröffnet, riskiert, eine offene, ungeschützte Wunde zu erzeugen. Blasen sind steril am Unterrand zu eröffnen oder zu punktieren, damit die Flüssigkeit austreten kann! Darauf folgt ein steriler Verband oder Pflaster. Eine Kontrolle ist regelmäßig notwendig, bis nach 2 bis 3 Tagen die Epithelialisierung unter der Blase soweit fortgeschritten ist. Dann kann man die Blasenhaut abtragen und durch eine andere Wundauflage oder ein geeignetes Hautpflaster ersetzen. Die subcorneale Seite (Innenseite) der Blase ist z.B. bei einer sterilen Blase (Marschblase etc.) die beste (physiologische) Wundabdeckung. Eröffnet man die Blase nicht, steht der Blasengrund unter Druck und die Blasenränder können weiter aufgedehnt werden. Die Blase würde somit größer. Das

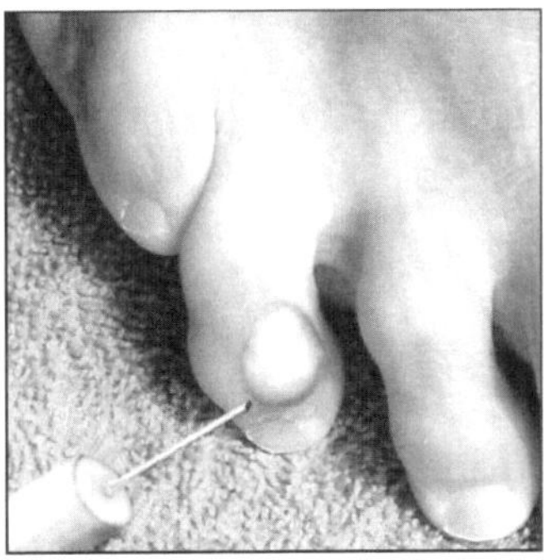

Eindringen von Keimen und deren unkontrollierte Vermehrung ist dann möglich. Denken Sie daran, daß es Keime gibt, die unter Luftabschluß (Anaerobier) hervorragend gedeihen.

Pustulae (Eiterblasen)

Sie sind zu entleeren und sofort abzutragen. Die Umgebung ist natürlich vorher und hinterher zu desinfizieren. Bei unbekannter Ursache ist vor der Desinfektion ein Abstrich durchzuführen. Auf den offenen Pustelgrund bringt man eine desinfizierende, lokal antibiotische oder auch eine enzymatische Wundreinigungssalbe auf.
Feuchtverbände mit Keimbekämpfern sind ebenfalls probat, je nachdem, ob man mit einem längeren Heilungsverlauf rechnet. Man kann aber eine infizierte Brandblase mit guter Granulationstendenz durchaus trocken behandeln, wenn der Wundgrund wieder sauber und reizlos ist. Salben können die physiologische Wundheilung stören.

Subkutane Blasen, Einblutungen und beginnende Schwielenabzesse

Heimliche Bomben sind vor allem beim Diabetiker subkutane Einblutungen oder seröse Blasen, nicht selten auch Blasen, in denen sich massenhaft sogenannte Infiltrationszellen (weiße Blutkörperchen, Lymphozyten etc.) angesammelt haben. Diese Blasen sind zunächst von außen schwer oder überhaupt nicht erkennbar und verursachen auch in der Regel keine Schmerzen.
Sie befinden sich häufig unter Panzerschwielen. Werden sie aber nicht rechtzeitig erkannt, können sie sich entzünden. Manchmal brechen sie auf und es kommt zum Ulkus, wenn nicht gar zur Infektion mit oft dramatischen Folgen. Der Podologe, aber auch der Patient, ist hier zur äußersten Wachsamkeit aufzufordern.
Wird eine subkutane Blase (wie man sie auch immer anders bezeichnet) oder gar ein beginnender Schwielenabzeß entdeckt,

ist sofort zu handeln: Ein Arzt mit chirurgischer Erfahrung ist hinzuziehen.
Wir empfehlen, sofern kein Infektionsverdacht besteht, zuerst die entlastende Punktion unter sterilen Kautelen, ohne zunächst die Blase ganz zu eröffnen. Man kann unter täglicher Kontrolle ein paar Tage abwarten und muß erst, wenn nicht mit einer Epithelialisierung des Blasengrundes zu rechnen ist, die Blase eröffnen, desinfizieren und säubern. Am besten ist hier immer noch H_2O_2 mit Nachspülung (NaCl).

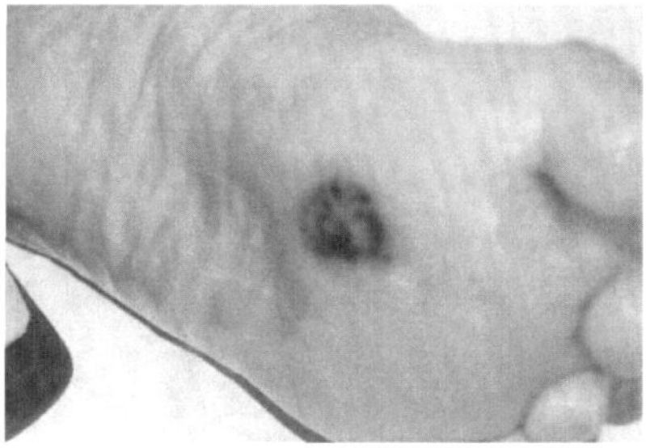

Die saubere Wunde ist abzudecken, vorher mit Hydrogel oder ähnlichem zu versorgen, auszutamponieren und ein entlastender Verband anzulegen. Wichtig ist die anschließende orthopädische Versorgung mit polsternder Entlastungssohle.

Rhagaden nicht tolerieren

Rhagaden werden früher oder später zu lokalen Ärgernissen. Sie führen zu Entzündungen, weiteren Einrissen, bei Durchblutungsstörungen nicht selten zu einem Ulkus. Daher ist die angrenzende Haut aus-zudünnen und die Haut soweit zu elastizitieren, daß die Rhagadenfalte nicht mehr als abgeschlossene Tasche ein Keimreservoir bilden kann.

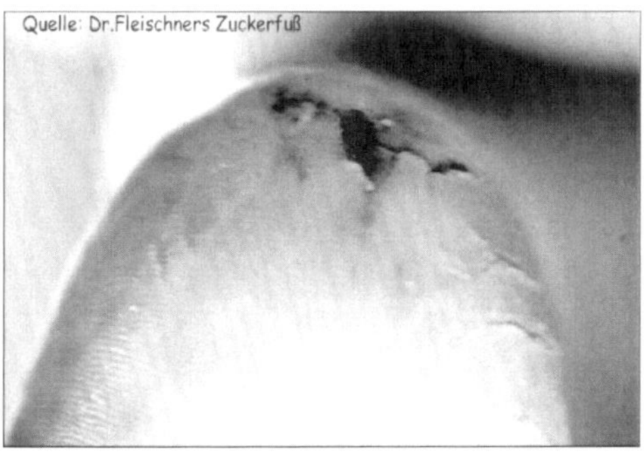

Thema 22
Verbände und Druckschutz

Hier gelten vor allem folgende Grundsätze:

Keine zirkulären Verbände

Straffe zirkuläre Verbände schnüren die Blutversorgung ab. Deshalb sollen Verbände am Fuß bis an die Zehengrundgelenke heranreichen. Die Industrie fertigt aus diesem Grunde Gummiströmpfe und Strumpfhosen, welche zum Teil auch die Zehenpartien umfassen. Bei Kompressionsverbänden muß daher auch der Kompressionsdruck nach oben abnehmen.

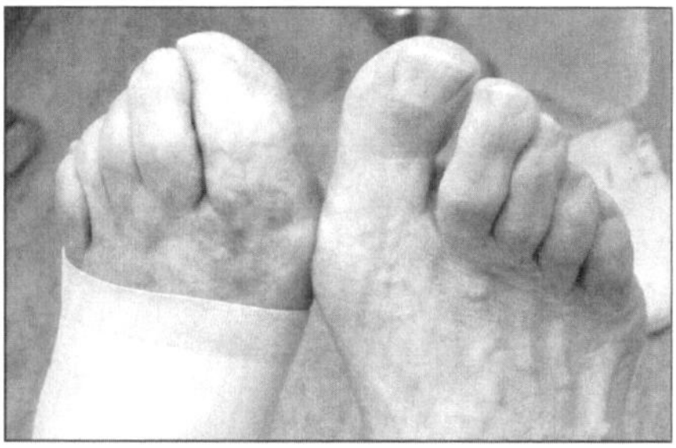

Außerdem ist bei Verbänden auf Folgendes zu achten:

Tolerable Kompressionsstärke . Hautreizungen durch Pflaster vermeiden. Mazerierung und Allergien verhindern. Scheuer- und Druckstellen vermeiden. Richtigen Sitz und Positionsstabilität überprüfen. Bei vorgefertigten Materialen für Druckschutz etc. sind Kontrollen einzuplanen.

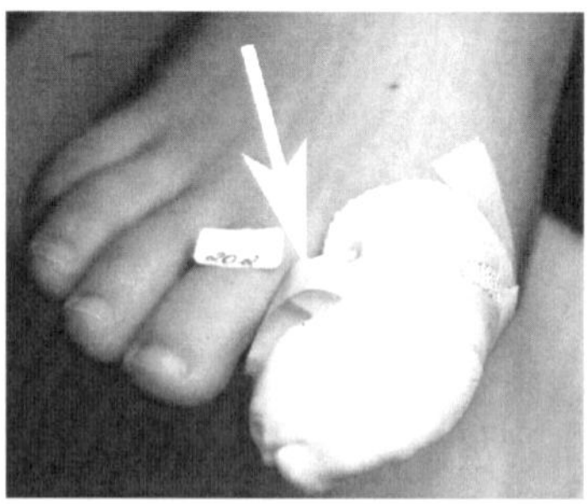

An den Zehen kann man Abschnürungen vermeiden, indem man Schlauchverbände am Fußrücken fixiert oder einfach einen Polstergummi unter den zirkulären Pflasterverband klebt.

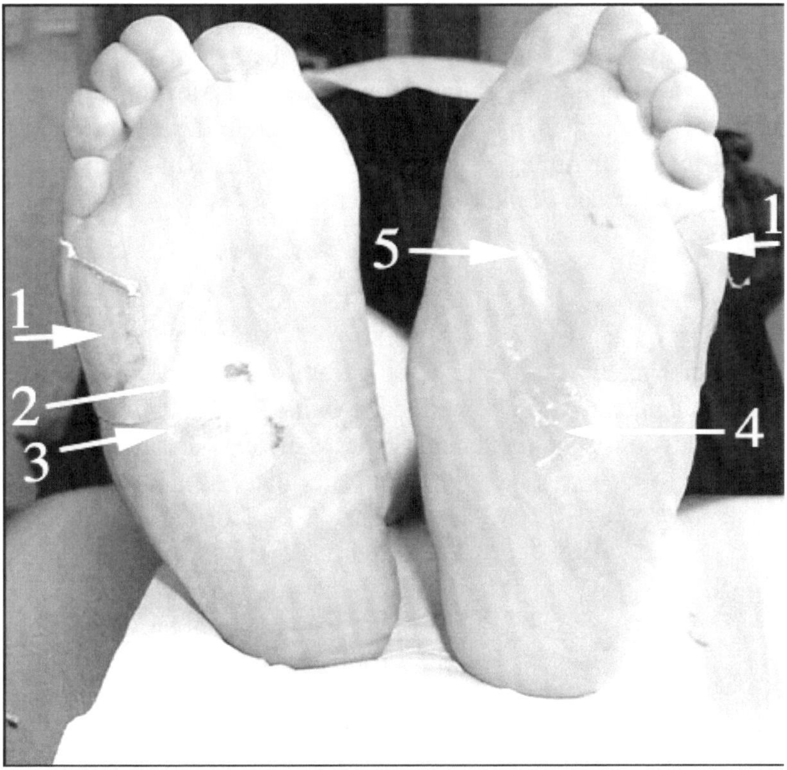

Vorsicht beim Druckschutz

Druck- und Reibschutz sind wesentliche Elemente in der Podologie. Trotzdem werden auch hier Fehler gemacht. Nicht jeder Patient verträgt Pflaster. Es ist sicher falsch, Druckstellen in einem nicht richtig sitzenden orthopädischen Schuh durch Pflaster entlasten zu wollen (siehe obige Abbildung Pfeil 1). Dies führt zu Reibestellen und lokalen Reizungen und kann ein Ulkus hervorrufen. Auch die Reste der Haftkleber müssen entfernt werden. Auch diese irritieren lokal die Haut und sind ein Schmutzfänger (Pfeil 2). Hyperkeratosen sind abzutragen. Läßt man einen zentralen Hornkegel (siehe Pfeil 3) stehen, entsteht oft ein Hühnerauge und anschließend ein lokales

Geschwür. Sind bereits knöcherne Veränderungen wie Absinken der Mittelfussknochen oder des Sprungbeins (siehe Pfeil 4) vorhanden, muß die Umgebung entlastet werden. Hornhautbildung ist immer ein Zeichen von Fehlbelastung. Bei der Druckverteilung mit Polstern oder Einlagen sollen sich wegen der Rhagadengefahr keinen Falten (siehe Pfeil 5) bilden können.

Polsterung

Beim Anbringen von Polstern ist darauf zu achten, dass keine ringförmigen Belastungszonen entstehen. Es besteht sonst die Gefahr, dass ein Fensterödem entsteht. Man achte darauf, dass das Polstermaterialnichtringförmig sondern u-förmig angebracht wird. Sofern die anatomischen Verhältnisse es zulassen, sollte das U nach oben hin offen sein. Die Kanten sollte auch bei Schaumgummimaterial abgeschrägt sein.

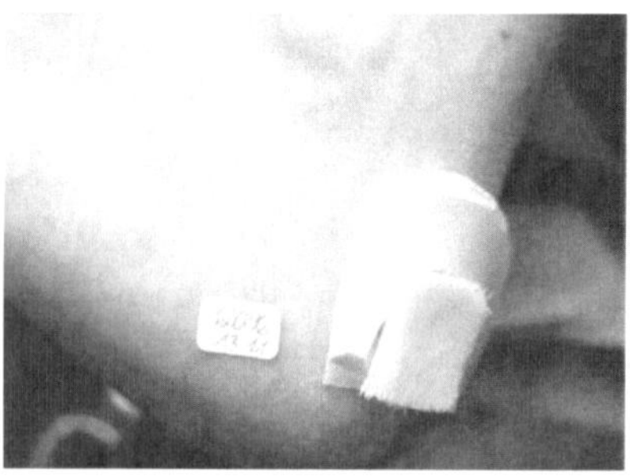

An den Zehen hat sich bewährt, schlauchförmige Polstermaterialien zu verwenden. Viele gibt es vorgefertigt. Doch muß man die meisten situationsgerecht anpassen und auf die Fixierfähigkeit zuschneiden. An der Großzehe empfiehlt es sich, das Polstermaterial über den seitlichen Ballen zu fixieren.

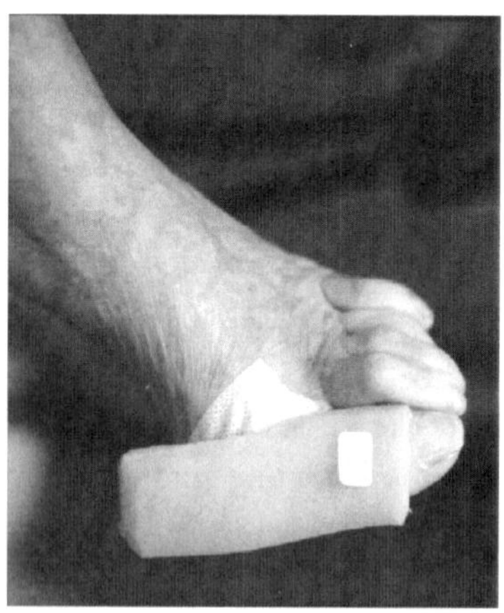

Thema 23
Physikalische Maßnahmen

Fußbäder

Fehler und Schäden bei der Anwendung von Fußbädern werden vor allen Dingen durch allergisierende und reizende Zusätze sowie durch falsche Wassertemperatur verursacht. Allerdings ist es so, daß Bäder viel zu wenig angewendet werden. Leider sind die Grundlagen der Balneologie und Hydrotherapie in der Podologie wenig verbreitet, worin offensichtlich die allgemeine Zurückhaltung begründet ist. Fußbäder sind nicht nur zur Reinigung nützlich sondern auch angebracht als desinfizierende Bäder, durchblutungsfördernde Bäder oder als Beruhigungsbäder bei empfindlichen Patienten.

Reizungen

Allergisierende Zusätze sind zu vermeiden. Oft weiß der Patient bereits, gegen was er allergisch ist. Im Zweifelsfall fragen wir nach der erstmaligen Anwendung eines neuen Badezusatzes, ob etwas Auffälliges zum Beispiel Juckreiz, Brennen, exzessive Hautrötung etc. verspürt oder bemerkt wird. Daher ist es wichtig, nicht mehrere Zusätze zugleich zu mischen. Andernfalls wird die Identifizierung der allergischen Substanz schwierig. Erlaubt zum Mischen sind in der Regel nur zwei Wirkstoffe z.B. Kaliumpermanganat mit Kamillosan. Die zunehmende Häufigkeit von Allergien ruft immer mehr die Allergologen auf den Plan. Ihre Mahnungen sind ernst zu nehmen. Der undifferenzierte Einsatz von Therapeutika ist grundsätzlich einzudämmen. Das gilt auch für Badezusätze, wenn man auch nicht übertreiben sollte. Manche Diskussion über Lokaltherapeutika ist künstlich aufgebläht und merkantil gesteuert.

Temperatur prüfen

Viele Patienten haben eine Neuropathie und deswegen keine ausreichende Empfindung für zu heiß, zu kalt, oder für reizende Wirkstoffe. Bei Diabetikern, Neuropathikern und Kindern ist unbedingt ein Thermometer zu verwenden.

Keine kalten Bäder

Die neurovegetative Schädigung der Gefäßnerven unter Kälteeinwirkung kann zur akuten Durchblutungsminderung und zur akuten Auslösung eines Raynaud-Syndroms führen. Auch Kälteblasen und Nekrosen werden beobachtet.

Paradoxe Reaktion

Die Eigenheit dieses physiologischen Phänomens kann einen Gewebeschaden am Fuß hervorrufen.
Vorsicht bei höheren Konzentrationen durchblutungsfördernder Wirkstoffe und zu lange dauernden Anwendungen. Warme Bäder und differente Zusätze wie Jod und Rosmarin erhöhen nicht nur die Durchblutung sondern auch den Stoffwechsel in der Peripherie. Das führt infolge des erhöhten Sauerstoffverbrauchs zu einem paradoxen Zustand. Obwohl die Durchblutung erhöht ist, ist eine Schädigung des Gewebes möglich. Der erhöhte Stoffwechsel führt zum vermehrten Anfall von Stoffwechselprodukten, z.B. Milchsäure, in den Zehen. Wegen der begrenzten Gefäßkapazität ist jedoch der Abtransport der sauren Stoffwechselprodukte vermindert und es kommt zur Übersäuerung des peripheren Gewebes. Damit beherrschen zusätzliche Schadstoffe das Feld und verschlechtern die Stoffwechselsituation im Gewebe. Üblicherweise treten in solch einer Situation Alarmsignale in Form von Mißempfindungen oder Schmerzen auf, die aber beim Diabetiker und oft auch bei

älteren Menschen wegen der herabgesetzten Sensibilität ausbleiben. Insofern ist die Schädigungsgefahr groß, wenn die vorgeschriebenen Konzentrationen nach dem Motto “je mehr, umso besser” überschritten werden.

Elektrotherapie:

Falsche Indikation, zum Beispiel bei Infektionen, kann schwerwiegende Folgen haben. Auch nicht fachgerechte Anwendung der Apparaturen kann zu Verletzungen führen. Stromschäden heilen sehr langsam und können beim Diabetiker ein Ulkus auslösen. Fehlerquellen sind häufig: zu hohe Stromstärke, zu lange Dauer, Unempfindlichkeit des Patienten.

Jontophorese

Mängel sind vor allem: Die Stromstärke ist zu stark und der Patient spürt nichts, weil er eine Neuropathie hat oder unempfindlich ist. Manchmal ist die Auflagefläche der Schwammelektroden zu klein oder sie sind zu wenig angefeuchtet. Dies führt zur Punktkonzentration des Stroms und verursacht Schäden an der Haut. Diese Strommarken haben eine schlechte Heilungstendenz und sind auch als Narbe noch lange sichtbar.

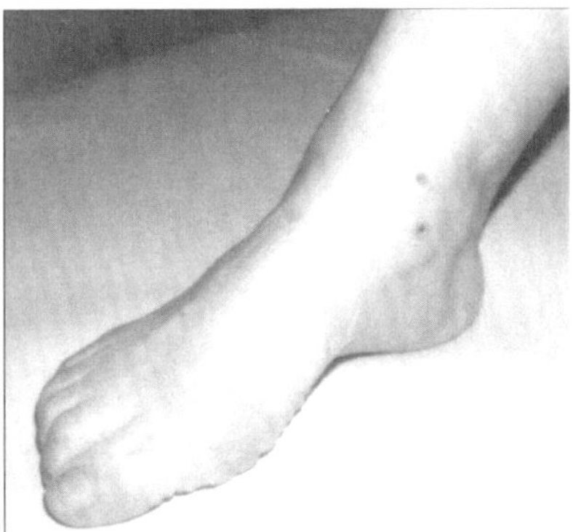

Laser

Energiezufuhr bei Entzündungen durch Softlaser heizt die Rötung und Schwellung noch mehr an. Chirurgische Laser sind wegen ihrer Gefährlichkeit für Podologen sowieso nicht gestattet.

Massagen

Es sind die Grundzüge der Massagelehre zu beachten.
Nicht nach falscher Indikation, falscher Technik massieren oder gar falsche Stellen. Hier gibt es klare Regeln. Die Massage ist die berufliche Tätigkeit der Physiotherapeuten. Podologen sollten das respektieren und nur in seltenen Fällen Unterschenkel und Fuß massieren. Kontraindikationen, zum Beispiel Krampfadern oder lokale Entzündungen sind streng zu beachten. Schmerzstellen sind zu meiden. Unklare Befunde sollten nach Arztabklärung von professionellen Masseuren behandelt werden.
Die Domäne des Podologen wird in Zukunft trotz heftigen Widerstandes die Reflexzonentherapie werden oder deren podologische Verwandte aus den USA, die Reflexologie.
Für Fußpfleger war die Reflexzonenmassage bislang verboten. Die juristische Begründung war: wenn mit diesen Griffen eine Heilwirkung zu erzielen ist, besteht die Gefahr, daß ein Unkundiger auch einen Schaden auslöst. Daher muß der Therapeut eine Ausbildung in Krankheitslehre etc. haben.

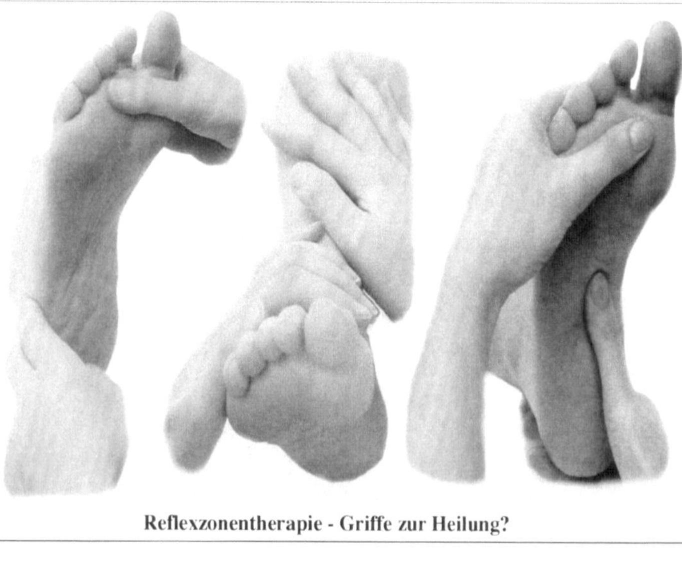

Reflexzonentherapie - Griffe zur Heilung?

Thema 24
Nagelschneiden und Nagelpflege
Ursachen falschen Nagelschneidens

Für diese, oft unterschätzte «Kleinigkeit» gibt es einige Gründe:
Unkenntnis der richtigen Schnitt-Technik,
falsche Lagerung,
falsches Werkzeug,
defektes oder stumpfes Werkzeug,
Sicht- oder Sehbehinderung,
ungünstige Lichtverhältnisse,
kosmetische Wünsche des Patienten.
Unruhe des Patienten

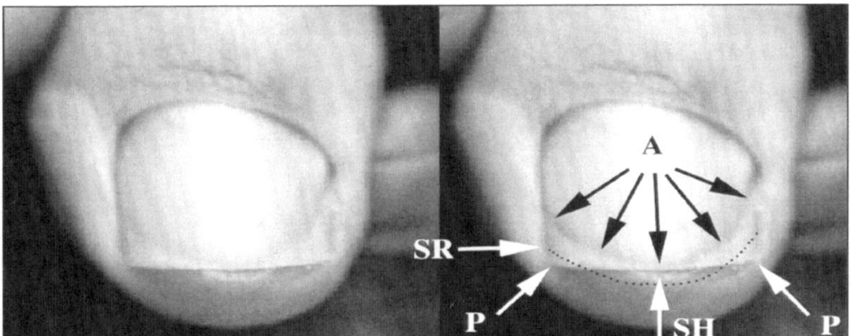

Nagelschnitt
A: Rand des Nagelbetts. Bis dahin ist der Nagel noch in der Leistenhaftung.
SH: sichtbarer Rest des Sohlenhorns. Verlust seiner Schutz-Funktion. Der Nagel ist hier zu weit gekürzt.
P: problematische freie Nagelecke. Durch die Onycholyse an der Ecke besteht mechanische Lockerungsgefahr. Die Ecken müssen mehr abgerundet werden.
SR: Der Schnittrand ist weiter nach hinten anzusetzen. Beachte den asymetrischen Schnittverlauf durch die Form des Nagelbetts.

Folgen falschen Nagelschneidens

Spornbildung an den Ecken,
Einreißen der Haut am Nagelwall,
lokale Hyperkeratose an der Nagelecke,
Nagelbettverschmälerung und Nagelbettatrophie,
Verkleinerung der Leistenhaftung,
Nagelfalzhyperkeratose,
Leistenirritation am Schnittrand,
konische Deformation der Zehenbeere.

(siehe auch „Podologische Dermatologie", Verlag Neuer Merkur.(ISBN 3-929-360-21-7)

Die Folgen des falschen Nagelschnitts sollten auch dem Patienten erklärt werden. Poster zur Demonstration gibt es von der Industrie.

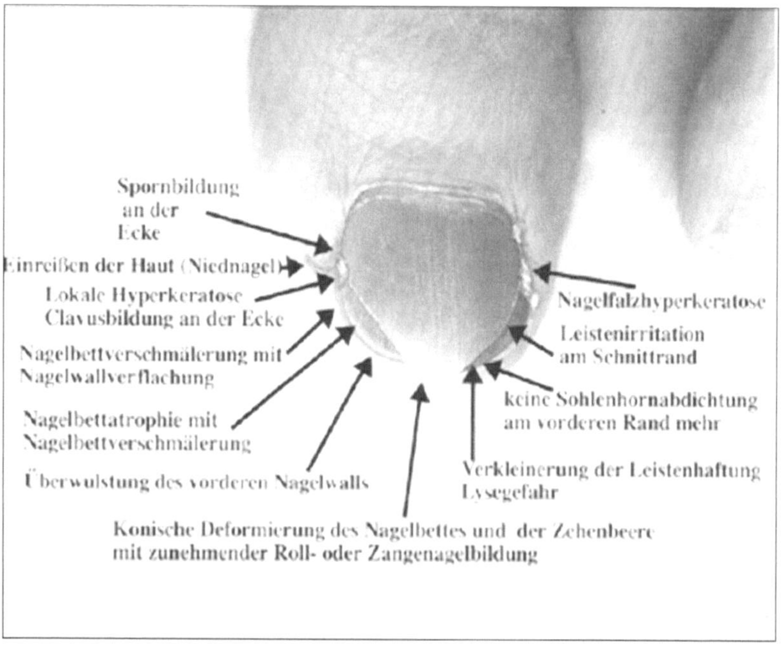

Viele Patienten reagieren mit Erstaunen, wenn man ihnen erklärt, daß die Nagelmatrix, das Nagelbett und der Nagelfalz nach ganz einfachen physiologischen Regeln bei falscher Schnitt-Technik ihr Wachstum ändern und somit auch unsachgemäße Manipulationen Ursache von Beschwerden sein können.
Das Nagelschneiden gehört zur Haupttätigkeit der kosmetischen und podologischen Fußpflege. Die Techniken und Gebräuche sind zum Teil Evangelium. So wird auch empfohlen, den Nagel, insbesonders den Großzehennagel, vorne quer zu schneiden. Dies kann aber leicht zur mechanischen Irritation der Ecken mit Nagellockerung und zur Verletzung der Nachbarzehe führen.
Die wohl physiologischte aller Schnittlinien folgt dem Rand des Nagelbetts, sofern noch deutlich sichtbar. Der Abstand zum Nagelbettrand soll 1-2 mm betragen und vorne die Abdichtung durch das Sohlenhorn gewährleisten.

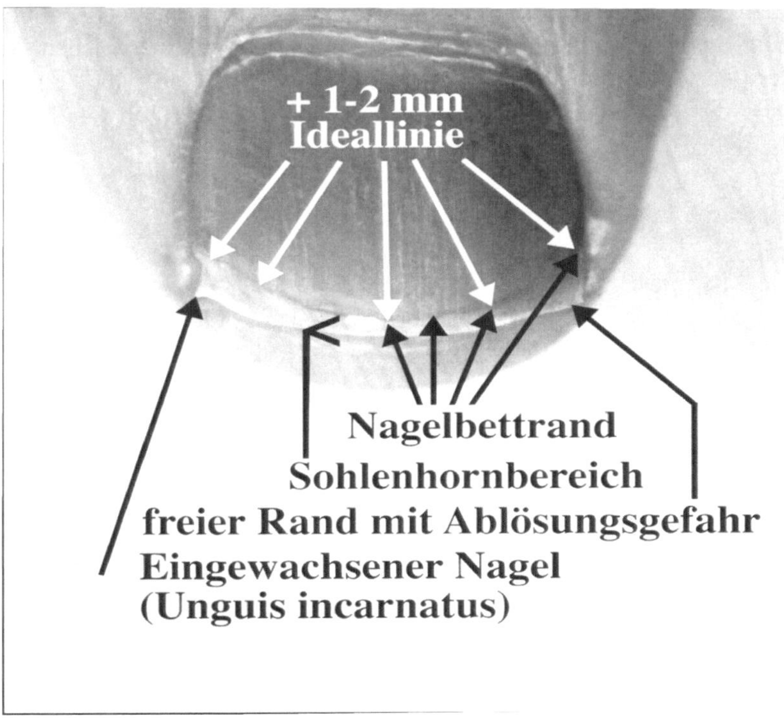

Thema 25
Häufige Mängel bei der praktischen Prüfung

nach der amtlichen Ausbildungs- und Prüfungsverordnung (PodAPrV)

Die Anforderungen nach dem Podologengesetz richten sich nach der amtlichen Ausbildungs- und Prüfungsverordnung (PodAPrV).

Die Erfahrungen, die in diesem Buch aufgeführt sind, umfassen auch die Mängel, die bei der Staatlichen Prüfung zum Podologen/ Medizinischen Fußpfleger an der früheren BRK – Berufsfachschule für medizinische Fußpflege/Podologie in Plattling festgestellt wurden. Auffällig ist, daß diese Mängel vorwiegend bei Prüfungskandidaten festzustellen waren, die bereits langjährige Berufserfahrung hatten. Dies ist ein Hinweis darauf, daß man ohne regelmäßige Fortbildung die Kontrolle der eigenen Qualität nachläßt.

Es waren folgende Mängel besonders häufig:

Die Anamnese ist unzulänglich.
Es ist wenig Wissen vorhanden, welche Krankheitskenntnisse für die Behandlung wichtig sind.
Ungenaue Befunderhebung in den Fachgebieten Orthopädie und Dermatologie.
Fachausdrücke werden exorbitant falsch geschrieben, wie: Blattfuß, Verse.
Der Knickfuß wird oft mit dem Hohlfuß verwechselt.
Der Spreizfuß wird oft mit dem Senkfuß verwechselt.
Krallenzehen werden oft mit Hammerzehen verwechselt.
Verschiedene Effloreszenzen werden nicht beachtet und auch nicht erkannt. Es wird nur nach Hornhäuten, Hühneraugen, Nägeln und Warzen gesucht und dies oft nicht genau.

Die anatomischen Grenzen von Hühneraugen, Hyperkeratosen zur normalen Hornhaut werden oft nicht erkannt.
Es werden die wichtigsten Termini technici nicht beherrscht und durch Begriffe ersetzt wie: „müde Beine oder schwere Beine"
statt Stauungszeichen oder Ödeme,
„rauhe Haut" oder „fortgeschrittene Haut", statt Hyperkeratose.
„mattes Erscheinungsbild" statt Mangeldurchblutung
„clavus militantes" statt clavus miliare.

Kürzel sind oft unbekannt: zum Beispiel Cnf, Cm, Cd, DII.
Fehler bei der Hyperkeratosetherapie: die Hautelastizität bei Schwielen ist nicht ausreichend hergestellt.
Hühneraugen sind nicht vollständig entfernt.
Die Nägel werden nicht formgerecht und auch nicht senkrecht geschnitten (Anschrägen der Schnittkante).
Der Nagel wird unnötig ausgedünnt und die Oberfläche eröffnet.
Die Ecken der Nägel bleiben stehen.
Der Nagelfalz ist nicht von Hornmassen befreit.
Im Falz wird überflüssig gefräst und oft mit zu niedriger Umdrehungszahl < 36000U/min.
Die Haut wird so lange gefräst oder geschliffen, bis eine Hitzeentwicklung auftritt.

Theoretische Mindestkenntnisse über wirksame Bestandteile von den wichtigsten Pflegemitteln und Topika sind mangelhaft.
Bei akuten Verletzungen wird keine Wundversorgung durchgeführt.
Bei akuten Verletzungen wird eine keratolytische oder eine wundvergrößernde Salbe aufgebracht.

Es werden großflächige keratolytische Salbenverbände angebracht.
Verletzungen als Resultat mangelhafter Übung im Skalpellgebrauch.
Gebrauch des Hobels auch bei unklaren Hornhautverhältnissen.
Hyperkeratosezentren werden nicht genau präpariert und daher oft Warzen von Clavi nicht unterschieden.

Index

A

B

C

D

W

Z

Literaturangaben

Appleton, Nancy: Lick The Sugar Habit. New York, Avery Publishing Group, 1996

American Diabetes Association: Complete guide to Diabetes

Brachmann, Philip R: Foot Orthopedics. Danville, Interstate Printers and Publishers

Brachmann, Philip R: Mechanical Foot Therapy. Danville, Interstate Printers and Publishers

Brand-Miller L., Wolever Th., Coalgiuri S., Foster Powell K.: The Glucose Revolution. New York, 1999

Berkson Devaki: The Foot Book. New York., Harper Collins, 1992

Crane Beryl: Reflexology. Shaftesbury ENGLAND, Boston USA, Element Books, 1998

Empfehlungen des Koordinierungsausschuse zu Anforderungen an die Ausgestaltung von strukturierten Behandlungsprogrammen zu Diabetes mellitus Typ I (Anhörungsentwurf vom 12.08.2003)

American Diabetes Association: Complete guide to diabetes,

Fleischner G.: Spezielle Anatomie des Beines für den medizinischen Fußpfleger, Verlag Neuer Merkur, München

Fleischner G.: Podologische Orthopädie, Verlag Neuer Merkur, München

Fleischner G.: Podologische Dermatologie, Verlag Neuer Merkur, München

Fleischner G.: Texte für die Podologie, German Podiatric, Schliersee

Fleischner G.:Der Zuckerfuß - Das Diabetische Fußsyndrom German Podiatic, Schliersee

Hees /Sinowatz: Allgemeine und spezielle Pathologie, Deutscher Ärzte-Verlag 1993,

Fritsch: Dermatologie, Springer-Verlag,

Bernhard und Johanna Knick: Diabetologie, Kohlhammer Verlag 1997,

Bücher des Autors

Spezielle Anatomie des Beines für den medizinischen Fußpfleger
Verlag Neuer Merkur, München – ISBN 3-921280-656

Podologische Orthopädie
Verlag Neuer Merkur, München – ISBN 3-929360-89-6

Podologische Dermatologie
Verlag Neuer Merkur, München – ISBN 3-929-360-21-7

Behandlungsfehler und Fehlerquellen in der podologischen Fusstherapie
German Podiatric, Postfach 41 83727 Schliersee,
ISBN 3-00-013198-1

Texte für die Podologie, (PodG, PodAPrV, Prüfungsfragen)
German Podiatric, Postfach 41 83727 Schliersee

Der Zuckerfuß - Das Diabetische Fußsyndrom
German Podiatic, Postfach 41 83727 Schliersee
ISBN 3-8334-0647-X

Autorenbiographie

Geboren 1942 in München, aufgewachsen und Abitur am Tegernsee
Wehrpflicht erster Teil W12 1963 mit Fähnrichlehrgang an der Heeresoffiziersschule III in Hannover, chirurgisches Lazarett 462 Itzehoe
Studium der Medizin an der Universität München 1964-1970, davon 2 Semester Zahnmedizin, Approbation 1971
Promotion 1971 über Säure-Basen-Veränderungen bei Sportlern
Medizinalassistentenzeit am Versorgungskrankenhaus Bad Tölz und Knappschaftskrankenhaus Hausham
Facharztausbildung am Klinikum Rechts der Isar der Technischen Universität München (Teil Chirurgie) und an der Orthopädischen Klinik der Universität München (Teil Orthopädie) bis 1977
Facharztanerkennung als Orthopäde
Wehrpflicht zweiter Teil und Leiter der FU Orthopädie im Bundeswehrkrankenhaus Hamburg sowie Leiter der FU Orthopädie im Bundeswehrkrankenhaus München bis 1980. Dienstgrad OFA d.Res.
Niedergelassener Orthopäde in Hausham (Obb) bis 1993.
Danach Tätigkeiten als Dozent und medizinischer Schulleiter sowie Fachbeirat an den Berufsfachschulen für Podologie/medizinische Fußpflege in Plattling und Neuenbürg bis 2001.
Chefarzt der orthop.-diabetol. Fachklinik Ströbinger Hof bis 1999
Zusatzanerkennungen: Chirotherapie, Sportmedizin, Ringarztlizenz Boxen 1988, Bergwachtarzt
Wissenschaftliche und sonstige Aktivitäten:
Paul Schürmann Preis: Ermüdungszonen der unteren Extremitäten
Mehr als 30 Veröffentlichungen und Fachvorträge in der Orthopädie, Sportmedzin und Podologie
Mitglied (bis 1994) der Vertretersammlung der KV Bayern
Gutachter beim Sozialgericht und Landessozialgericht
Berater beim Podologengesetz und der Heilmittelrichtlinien
Buchveröffentlichungen: Sechs Bücher im Spezialgebiet Podologie
Geschäftsführer des Verbands Deutscher Podologen
Vorsitzender der Prüfungskommission Podologenprüfung Niederbayern.

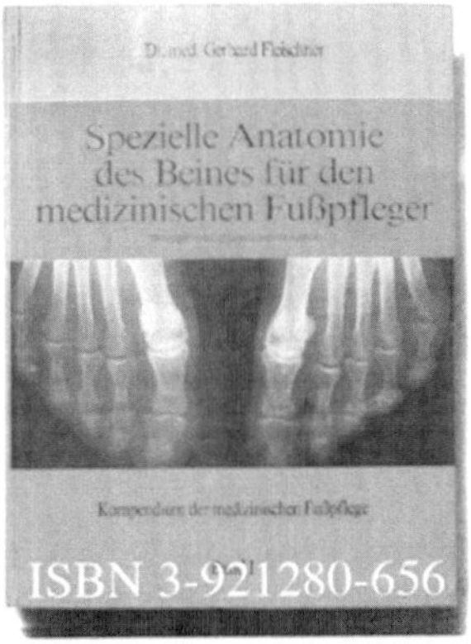

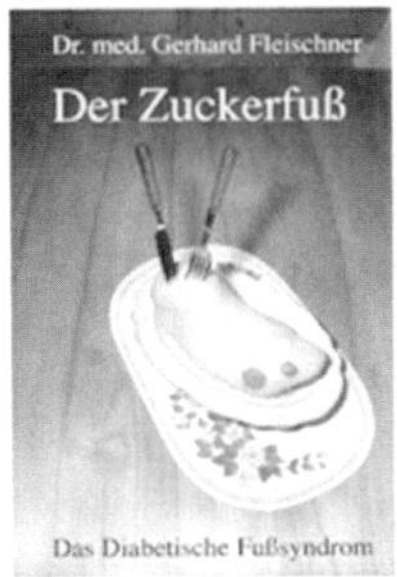

ISBN 3-8334-0647-X

Die Titel von Dr. G. Fleischner

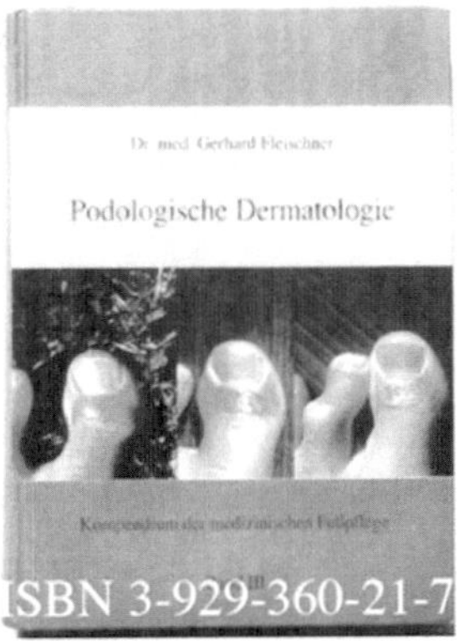

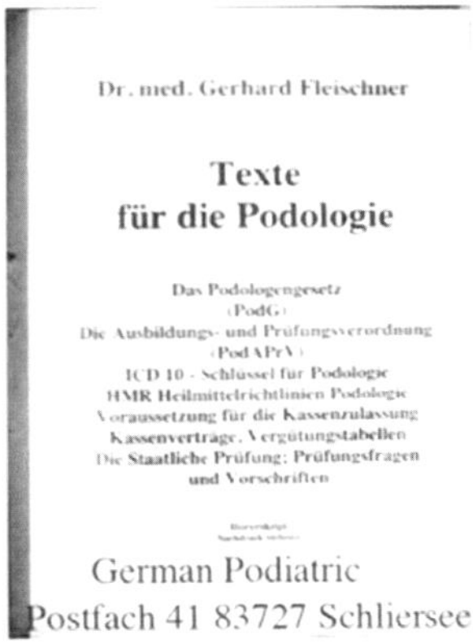

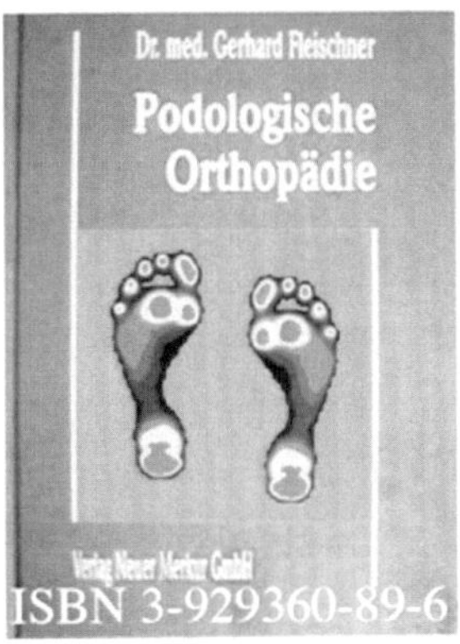

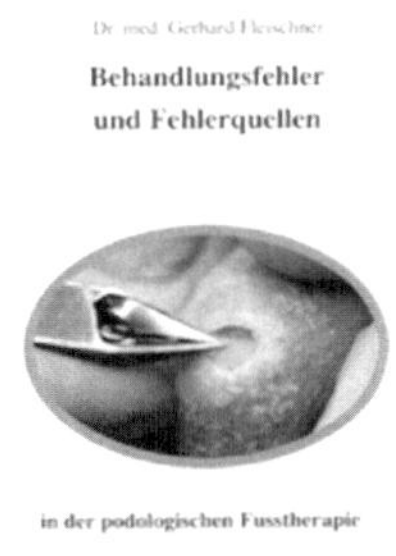

ISBN 3-00-013198-1